Adelgazamiento:
Rompiendo Mitos y Cambiando Paradigmas

Paulo Gentil

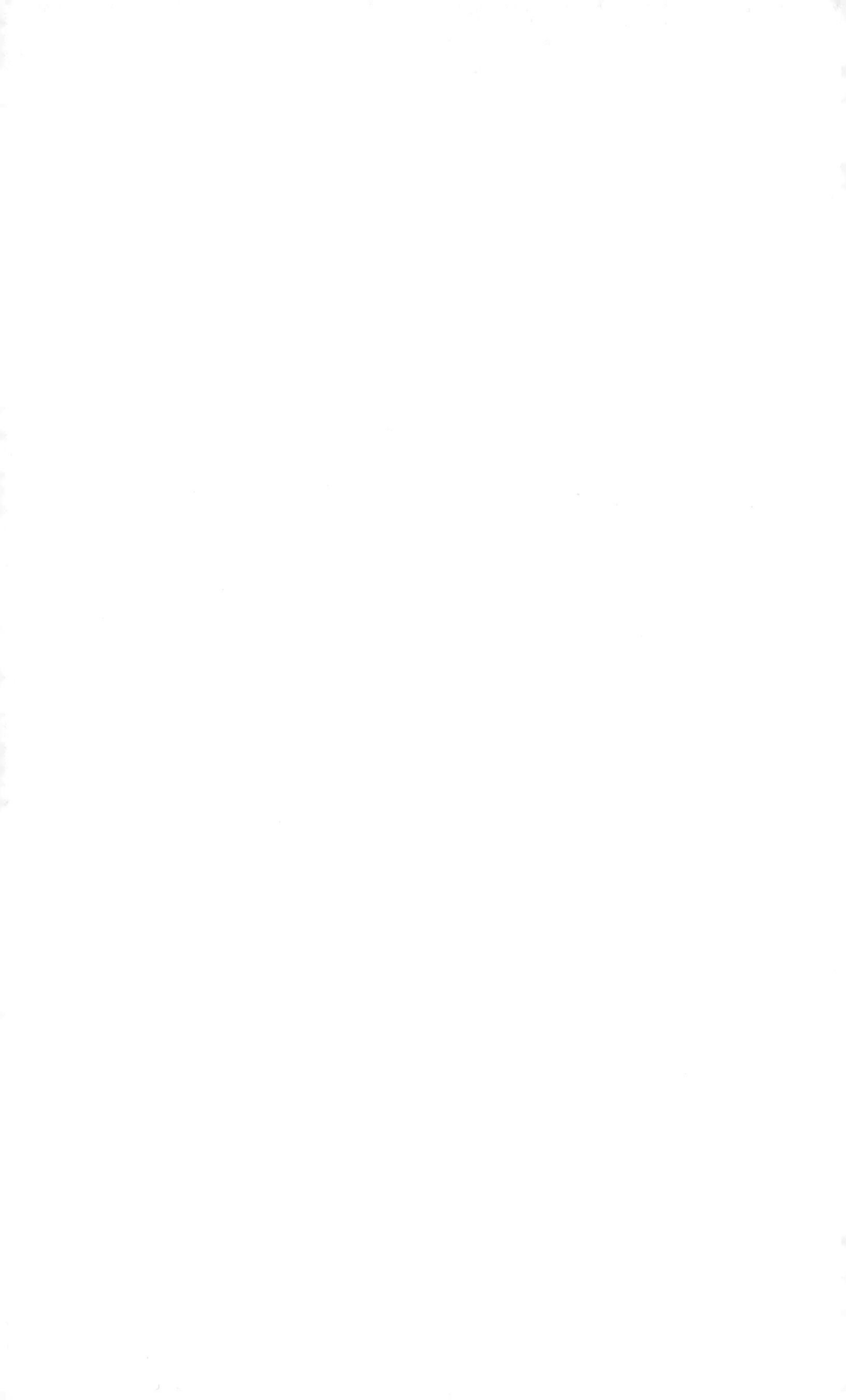

Adelgazamiento:
Rompiendo Mitos y Cambiando Paradigmas

Paulo Gentil

2015

3ª edición

Titulo original: Emagrecimento: Quebrando Mitos e Mudando Paradigmas

Traducción: Enersto Luis Hernandez Jova

Capa: Jason Pascoal

Gentil, Paulo
Adelgazamiento: Rompiendo Mitos y Cambiando Paradigmas / Paulo Gentil. Charleston, Create Space, 2015.

ISBN-13: 978-1512090116
ISBN-10: 1512090115

1. Adelgazamiento 2. Ejercicios para Adelgazamiento 3. Musculación 4. Salud.

El autor

El Profesor Paulo Roberto Gentil Viana es Licenciado en Educación Física por la Universidad de Brasilia, complementó su formación con cursos de Postgrados en Musculación y Entrenamiento de Fuerza , Fisiología del Ejercicio, con Maestría en Educación Física en la Universidad Católica de Brasilia y Doctor en Ciencias de la Salud por la Universidad de Brasilia.

Con casi dos décadas de experiencia práctica, se desempeñó como profesor y coordinador de varias academias, participado en la preparación de varios atletas de nivel nacional e internacional, además de ser presidente del Grupo de Estudios Avanzados de la Salud y el Ejercicio (GEASE).

El profesor es autor de varios estudios y trabajos científicos, con énfasis en sus publicaciones sobre entrenamiento resistido, también realiza conferencias y entrenamientos dentro y fuera de Brasil.

Agradecimientos

En primer lugar, agradezco a mi familia por la realización de este libro, así como por todos mis logros, que son y siempre serán dedicados a ella.

A mis padres, Paul (in memoriam) y Ilma, a quien les debo mis cualidades y logros. Por más que pase el resto de mi vida agradeciéndoles, jamás haría justicia a la importancia que tuvieron, y tienen, en mi vida.

A mi hermana, Cristiane, vieja amiga y sin duda quien más convivió y vivió conmigo.

A los Profesores Elke Oliveira y Eduardo Porto, por la contribución a capítulos de esta obra.

A mis amigos, que siempre me han acompañado, aunque no siempre físicamente. Tengo miedo de dar nombres porque podría cometer alguna injusticia al omitir algunos, pero tan pronto pueda les voy a dar las gracias personalmente.

Prólogo

Fue un gran placer escribir el prólogo de un libro que aborda un tema de tal importancia, sobre todo por haber sido redactado por un profesional e investigador cuya brillante carrera y trabajos de investigación vengo acompañando de cerca con gran interés.

Adelgazamiento: Rompiendo mitos y cambiando paradigmas fue escrito para llenar un vacío en la literatura actual, con esto ayudar a los profesionales de la salud a comprender los efectos de la actividad física intensa y el entrenamiento con pesas en el control del peso corporal, así como ayudarlos a desarrollar programas específicos para mejorar el rendimiento humano y la salud .

Como el propio título expresa, este libro va romper algunos mitos, y cambiar paradigmas acerca de la importancia del ejercicio en el control del peso corporal. El texto, para una mejor comprensión del lector, inicia con un panorama del tema, pasa por una revisión sobre el metabolismo energético y el papel del tejido adiposo en la salud – en un enfoque que es poco conocido, aunque de gran importancia para la comprensión de cómo el exceso de peso puede interferir en la salud de las personas – para después, tratar de los métodos para comprender el papel de la actividad física en el adelgazamiento.

La segunda parte abarca de forma interesante y con mucha base científica el "fracaso" de los enfoques aeróbicos en el control de peso corporal.

En las últimas partes del libro, el autor muestra con claridad y sencillez, con base en la literatura científica actual, la importancia de la actividad física intensa y de la musculación en la pérdida de peso, dando ejemplos prácticos y directrices para los que deseen comprender y prescribir la prescripción de ejercicios.

Después de leer, quedé especialmente impresionado con este libro, ya que combina hábilmente la teoría y la práctica. El material contenido en estas páginas va a satisfacer cualquier persona que tenga interés en comprender los principios y la ciencia de la actividad física y el entrenamiento con pesas en el adelgazamiento. Así que no puedo dejar de recomendarlo para los profesionales de la industria de la salud y especialmente para los que trabajan con educación física y que quieran aprender más sobre cómo el ejercicio puede ayudar a mejorar la composición corporal.

.

Prof. Dr. Martim Bottaro

Índice

Introducción

La obesidad y el sobrepeso son fenómenos que se extienden fuera de control en la sociedad moderna, conducen a enormes pérdidas económicas y actúan negativamente sobre los aspectos cualitativos y cuantitativos de la vida de millones de personas. Además, no se puede negar que hay una creciente tendencia a buscar una manera de reducir la grasa corporal con fines cosméticos. El propósito de este libro es traer informaciones que ayuden a comprender el proceso del aumento y la pérdida de peso, y sobre todo una nueva propuesta con basamentos científicos de cómo hacer los ejercicios para obtener resultados más positivos en la pérdida de peso.

Hubo una enorme dificultad para producir este libro, ya que era necesario en principio, descartar muchos conocimientos aceptados por mí como verdades absolutas, y luego decirle a la gente algo contrario a lo que ellos también creían. Sinceramente, no sé cual tarea fue la más difícil. De hecho, los conceptos de este libro fueron descubiertos mucho antes a los conceptos presentados en el libro "Bases científica del entrenamiento de hipertrofia", sin embargo, necesitamos mucho más tiempo para introducirlos en conferencias y ponerlos en un libro. Esto debido a que el tema es bastante delicado, pues las teorías discutidas están muy arraigadas en nuestras prácticas, y por qué no decirlo, muy queridas por la mayoría de nosotros.

Todo comenzó con la búsqueda de los fundamentos iníciales de la prescripción de ejercicios para bajar de peso; la intención era entender cómo empezó, para así acompañar la evolución de los conceptos, y confirmar lo que se estaba haciendo. Sin embargo, estas búsquedas por las bases teóricas trajeron más preguntas que respuestas, más negaciones que afirmaciones, obligando a una expansión de la lectura y la dedicación de muchas horas de investigación para llegar a la conclusión inequívoca de que algo andaba mal. Es eso en resumen, es lo que estaremos presentando en este libro.

Este libro sigue un modelo inusual. En lugar de tratar convencer al lector con un atractivo emocional, juegos de lenguaje o técnicas de venta, se hizo la opción por describir estudios y presentar datos científicos. De ninguna manera se pretende agotar la literatura sobre el tema, los artículos presentados fueron seleccionados en función de su relevancia, que pueden ser debido al contexto histórico, la calidad del trabajo, autores de renombre u otros aspectos.

Para muchos, la lectura podrá inicialmente parecer densa; a pesar de esto, se deduce que es importante la presentación de una cantidad considerable de información, ya que la obra propone romper con un paradigma profundamente arraigado en nuestro marco teórico. Sería una falta de respeto para el lector si dicha propuesta se realizase con base únicamente en opiniones personales o citas superficiales.

Muchas sugerencias son ideas pioneras y en ocasiones chocan. En el futuro, podrán ser cuestionadas después de un análisis más detallado, sin embargo, el objetivo del libro no es construir una verdad o crear un modelo eterno, sino provocar reflexiones sobre un tema tan importante para nuestra sociedad y rara vez discutido en profundidad. Por eso, si algún autor investir su tiempo y energía para ofrecer más informaciones, aunque sean contrarias a lo que fue discutido aquí, parte del propósito de este libro estará siendo cumplido.

Invito al lector a participar de este descubrimiento, pero les pido que traten de realizar una lectura libre de ideas preconcebidas, y en la medida de lo posible, una comprensión técnica e imparcial, sin apego a los paradigmas dominantes. Recuerden que la ciencia está en constante evolución, y que una teoría sólo es buena si ella describe correctamente una amplia gama de observaciones, y si puede predecir adecuadamente el resultado de nuevas observaciones (adaptado del concepto expuesto por Stephen Hawkins); si una teoría no puede hacerlo, entonces es el momento de buscar otra que lo haga.

Obesidad: Panorama del problema

Capítulo escrito en coautoría con MSc. Elke Oliveira

El proceso evolutivo del hombre se caracteriza por los cambios constantes en el suministro de alimentos. Nuestros antepasados más remotos vivieron predominantemente en árboles, en bosques con una disponibilidad de alimentos relativamente alta y con baja densidad de calorías, como frutas. Este cuadro fue alterando gradualmente. Los Australopithecus, el homínido más antiguo conocido, enfrentaron cambios climáticos que se reflejaron en cambios ambientales claves, como la progresiva conversión de los bosques en sabanas y la consiguiente disminución de la oferta de alimentos. Para que la supervivencia fuera posible, nuestros antepasados sufrieron cambios físicos (adopción de la postura erguida, disminución de la cantidad de pelos, bipedalismo...) e fisiológicos e respuestas a estos cambios ambientales. Los sucesores de los Australopithecus continuaron sufriendo los cambios ambientales y sus cuerpos seguían adaptándose en términos morfológicos y funcionales. El Homo Erectus, por ejemplo, pasó por períodos de climas adversos y de escasez de alimentos, que lo obligaron a caminar distancias de hasta 15 kilómetros para conseguir comida. Estos cambios se desarrollaron en la misma dirección hasta que llegaron a nuestra especie, el Homo sapiens, que en principio serían incluso más activos que sus predecesores, como se ve por los cazadores-recolectores modernos (Cordain et al., 1998).

Podemos ver entonces que, durante el proceso evolutivo, el hombre llegó a ser más activo al mismo tiempo que el alimento se volvió menos accesible. Para sobrevivir, el hombre tendría que ser más eficiente, es decir, usando menos energía en reposo para poder hacer largas caminatas en busca de alimentos, así como las demás actividades de su vida cotidiana, que involucró esfuerzos de alta intensidad (recordar, por ejemplo, que no se utilizaban todavía palancas o ruedas para facilitar el trabajo manual y multiplicar la fuerza). La observación del metabolismo durante la prehistoria refuerza la hipótesis: mientras que el Australopithecus afarensis gastaba cerca de 63% de la energía con el metabolismo en reposo, un recolector moderno gastaba sólo el 46% (Cordain et al, 1998), es decir, estos millones de años nos obligaron a gastar menos energía en reposo para que podamos usarlo en la actividad física.

A partir de estos datos podemos concluir que fuimos diseñados genéticamente para ser activo ingiriendo una cantidad relativamente pequeña de alimentos. No obstante, en pocos años la situación ambiental fue alterada drásticamente. En unos 10.000 años dejamos de ser nómadas y empezamos a dominar la ganadería y la agricultura, con ello, el suministro de alimentos aumentó, y la necesidad de realizar actividades físicas disminuyó abruptamente. Para tener una idea, un hombre sedentario gasta alrededor de un tercio de la potencia que nuestros pares nómadas gastaban normalmente (Cordain et al., 1998). En la actualidad, el porcentaje de nuestro metabolismo destinados a la actividad física es aún más bajo de lo que era para el Australopithecus, es decir, en menos de 10.000 años, hicimos una regresión metabólica de más de 4.000.000 de años!

Esta velocidad de alteración no pudo ser acompañada por una reestructuración genética apropiada. Según estudios realizados en fósiles, la parte de nuestro ADN asociada al metabolismo prácticamente no mudó en los últimos 50.000 años (Vigilant et al., 1991; Wilson & Cann, 1992), es decir, la inter-relación entre la ingestión calórica y el gasto de energía es prácticamente el mismo desde la edad de piedra. Sin embargo, en menos de 100 años, los dispositivos que reducen el esfuerzo en el hogar y en el trabajo, el transporte motorizado, y las actividades recreativas cada vez mas sedentarias (cine, teatro, videojuegos, etc.) reducen el esfuerzo físico a un nivel mucho menor en comparación con el que seleccionó nuestro genoma. Al mismo tiempo, hubo un aumento en la disponibilidad de alimentos, especialmente los de alta densidad calórica. En las sociedades industrializadas, la actividad física se tornó extraordinaria para la mayoría de las personas, separada de las otras tareas de la vida cotidiana. En cambio para nuestros antepasados, realizar esfuerzos físicos (caza, recolección, carga, excavación, etc.) era un aspecto integral de la vida y obligatorio para su supervivencia.

Otra hipótesis, sugerida por Speakman (2007) sugiere que la eliminación del riesgo de depredación también puede haber influido en el desarrollo de la obesidad. En la presencia de depredadores, la acumulación excesiva de grasas dificultaría la supervivencia, teniendo en vista la mayor dificultad para escapar y ocultarse; cuando los seres humanos adoptaron comportamientos sociales, la mortalidad por depredadores fue prácticamente suprimida, con esto los genes que favorecen la obesidad pudieron propagarse fácilmente (teoría evolucionaría de Darwin, según la cual los genes serian pasados para las futuras generaciones).

La predisposición fisiológica, junto con la falta de actividad física, y los nuevos hábitos de alimentación, desordenaron la biología humana, lo que afectó negativamente diversos sistemas, (cardiovascular, esquelético, metabolismo de carbohidratos ...), esto contribuyó al aumento de la obesidad y por tanto de las enfermedades degenerativas crónicas (Eaton et al, 1988; Ogden et al., 2006). Actualmente, la obesidad es considerada un punto de origen en la etiología de diversas enfermedades metabólicas y uno de los principales problemas de salud pública; su complejidad y causas han desafiado muchos especialistas de la salud (Nutrición, Educación Física, Psicología, Medicina, etc).

Según el National Institutes of Health, un individuo es considerado obeso cuando la cantidad de tejido graso aumenta en una proporción que puede afectar su salud física y psicológica, disminuyendo la esperanza de vida.

Una estimativa de 2003 reveló que en el mundo hay más de 300 millones de adultos obesos, además de un billón con exceso de peso. La tasa de obesidad triplicó en comparación con los datos de 1980 recogidos en los países de América del Norte, Oriente Medio, Europa del Este, Reino Unido, Islas del Pacífico, Australia y China (OPS, 2003). En su publicación de 1995, Monteiro et al. mostraron estimaciones que el exceso de peso fue de alrededor de 1/3 de la población adulta (Monteiro et al., 1995) y estas proyecciones han estado creciendo rápidamente (Flegal et al., 2002; Mokdad et al., 2003; Ogden et al., 2006). Además de causar sufrimiento a muchas personas, el impacto económico de sobrepeso es alto. En los países industrializados, el gasto en enfermedades relacionadas directa o indirectamente con la obesidad en la edad adulta consume entre el 1% y el 5% de todo el presupuesto de salud pública (Kortt et al., 1998). En Brasil, los gastos de hospitalización asociados con el exceso de peso representan el 3,02% de los gastos en los hombres y del 5,83% de los costos con mujeres con edad entre 20 y 60 años (Sichieri et al., 2007).

En los Estados Unidos, los datos de 1985, indicaban que pocas personas eran obesas. En 2001, 20 estados tuvieron una prevalencia de 15-19% de la población; 29 estados, 20 a 24% y el Estado de Mississippi ya tenía más del 25% de individuos obesos. Esto significa que el número de personas con IMC mayor o igual a 30 (inicio de la clasificación para la obesidad según la OMS), subió más de 60% en 20 años (Mokdad et al., 2001). En 2003, estos datos se vuelven alarmante: 15 estados mostraron que del 15 al 19% de la población es obesa, 31 estados con 20 a 24%, y otros 4 estados con más del 25% (Mokdad et al., 2003), a pesar de los esfuerzos del gobierno, y la situación económica empeorando de forma descontrolada. Un informe de 2006 indica que más de dos tercios de la población de Estados Unidos estaba con sobrepeso, y el 30% era obesa, lo que muestra un aumento de alrededor del 100% en 25 años (Ogden et al., 2006). Datos recientes muestran que estos valores siguen creciendo. El informe publicado en 2014 por Ogden et al. (2014) muestra que el 34,7% de los adultos y el 17% de los niños son obesos.

Infelizmente en Brasil hay pocos datos sobre el tema. En 1989, según la Encuesta de Presupuestos Familiares del IBGE, el 28% de los hombres brasileños y el 38% de las mujeres tenían sobrepeso. Con respecto a la obesidad, Monteiro et al. (2003) muestra que entre 1975 y 1997, la prevalencia fue de 8 a 13% en mujeres y del

3 al 7% en los hombres, teniendo un aumento mayor en niños, que pasó de 3 para 15%. En 2003, ese número aumentó, los hombres llegaron al 41% y las mujeres el 40%, lo que corresponde a 38,8 millones de personas con sobrepeso (Monteiro et al., 2007). La información más reciente de VIGITEL reveló que en 2013 el 50,8% de la población tenía sobrepeso y el 17,5% eran obesos. Entre los niños, se estima que el 39% tiene sobrepeso. Estos valores han preocupado a los expertos, ya que existe la posibilidad de que 50 a 70% de estos niños lleguen a adultos obesos y en mal estado de salud (Monteiro et al., 2003). Este aumento de más del 400% puede tener su causa relacionada a la disminución de la actividad física y los malos hábitos alimenticios, ya que los niños están cambiando los juegos y las actividades deportivas por computadoras, televisión y video-games; además, substituyendo la alimentación saludable por alimentos procesados.

Con respecto a la situación económica, los datos reportados por Coitinho et al. (1991) reveló que en Brasil la prevalencia de sobrepeso aumenta de acuerdo al poder adquisitivo, especialmente entre los hombres. Sin embargo, esta tendencia ha ido cambiando debido al aumento de la atención a la población más pobre (Monteiro et al., 2007). Las Regiones geográficas del sur del país tuvieron la mayor incidencia. En cuanto al nivel de escolaridad, la relación es inversamente proporcional, es decir, las personas con más educación son significativamente menos obesos (Gigante et al., 1997). Otro dato interesante es que la prevalencia de obesidad es mayor entre las mujeres (Ukoli et al, 1995; Miller et al, 2007) y su pico se produce entre los 45 y los 64 años de edad en ambos sexos (WHO, 1997).

Aunque la masa corporal es generalmente el parámetro más conocido y divulgado cuando se trata de la obesidad, el análisis de la composición aporta una estimación más precisa de los riesgos de salud asociados al exceso de peso. Hay varios métodos para evaluar la composición corporal, pero el pesaje hidrostático es considerado uno de los mejores métodos indirectos. Las técnicas actuales de imagen como la tomografía computarizada (Thaete et al., 1995), la resonancia magnética (Ross et al., 1992), la ecografía (Utter & Hager, 2008) y la absorciometría con Rayos X de dupla energía (DEXA) (Erselcan et al., 2000) también son reconocidos como métodos de confianza, sin embargo, el alto costo y baja accesibilidad hace inviable este tipo de evaluación en gran escala.

Dentro de los métodos más utilizados por los profesionales de la salud y que presentan un costo más asequible y una precisión satisfactoria, se encuentran la bioimpedancia, que estima la cantidad de tejido adiposo y masa libre de grasa, mediante la evaluación de la resistencia y reacción a una corriente eléctrica de baja frecuencia (Kushner et al., 1990); la medición de los pliegues cutáneos (Peterson et al., 2003) y el cálculo del IMC (índice de masa corporal).

El IMC es una medida bastante práctica y rápida, relaciona peso y altura y tiene una buena correlación con la cantidad de grasa corporal, pero cuando se realiza en atletas o personas que tienen una gran masa corporal, el resultado presenta un valor falsamente elevado. Para calcular el IMC, divida la masa corporal (kg) por la altura (m) al cuadrado. Los resultados se expresan en kg / m2. Las personas con un IMC <18,5 kg / m2 están por debajo del peso normal, y es poco el riesgo a enfermedades; IMC <25 kg / m2 se considera normal; entre 25 y 29.9kg / m2 se llama pre-obesidad o sobrepeso y el riesgo de complicaciones comienzan a aumentar. IMC de 30 kg / m2 se considera obesidad en sí, con la morbosidad y la mortalidad aumentada de manera potencial (Guarnición y Castelli, 1985). La obesidad con IMC> 40 kg / m2 es denominada grave, mórbida o de clase III. Este grado de obesidad tiene un alto riesgo de mortalidad por enfermedades cardiovasculares, la diabetes tipo 2, el síndrome de apnea del sueño, algunos tipos de cáncer y muchas otras condiciones patológicas (WHO, 1997).

Las principales dificultades encontradas en el tratamiento de la obesidad y el sobrepeso son: enfrentar el trauma que supone la enfermedad; prescripción medicamentos y de ejercicio físicos; y hacer frente al problema de que la obesidad afecta muchos sistemas, como cardiovascular, respiratorio, genitourinario y digestivo, lo que lo hace aún más complejo el tratamiento (Mancini, 2001).

Clasificación de la obesidad recomendada por la Organización Mundial de la Salud (WHO, 1997) por los niveles cada vez más elevados de morbilidad y mortalidad utilizando el IMC.			
IMC (kg.m²)	Clasificación	Grado de obesidad	Riesgo de Co-morbididad
Abajo de 18,5	Peso bajo	0	Bajo
18,5 -24,9	Peso Normal	0	Medio
25 - 29,9	Sobrepeso	I	Aumentado
30 - 39,9	Obeso	II	Moderado a alto
Encima de 40	Obeso grave	III	Altísimo

Un estudio publicado en 2002, realizado en el hospital universitario de Salvador, evaluó 316 obesos de clase III durante ocho años. El índice de la masa corporal (IMC) de los sujetos estudiados promedió era en media 47 ± 6 kg / m2 y la mayoría presentaba obesidad desde su infancia (36%) o la pubertad (14%), y el 82% tenía antecedentes familiares. Los casos de hipertensión arterial tuvieron una media de 66%, diabetes 13,9%, intolerancia a la glucosa 16,8%, aumento de los niveles de colesterol total y triglicéridos (> 200 mg / dl) en el 33,5% y 8% respectivamente, HDL colesterol bajo (<40 mg / dl) 39,9%, LDL-colesterol alto (> 100 mg / dl) 66.7% (Port et al., 2002).

En el mismo estudio se recogieron otros datos interesantes con relación a la idea del paciente acerca de la razón por la que engordó:

Ansiedad	21,1%
Exceso alimentar	12,9%
Gestación	11,5%
Uso del anti-concepcional	10%

Herencia	9,6%
Casamiento	8,5%
Cirugía	6%
Otras medicaciones	4%
Motivos diversos	16,4%
No supieron atribuir los motivos	14,4%

Hay numerosas complicaciones asociadas con la obesidad, especialmente relacionados con la grasa intra-abdominal (Schneider et al., 2007). Entre ellos, podemos destacar algunas condiciones citadas por Mancini (2001):

Cardio-vasculopatias	Arritmias, hipertensión, trombosis, enfermedad coronaria
Disturbio psicosocial	Perjuicio da autoimagen, sentimientos de inferioridad
Enfermedad dermatológica	Estrías, hirsutismo, callo plantar, dermatitis peri-anal
Enfermedad gastrointestinal	Hernia de hiato, colecistitis, hígado graso
Enfermedad genitourinaria	Anormalidades menstruales, disminución del desempeño , obstétrica, proteinuria
Enfermedad músculo esquelética	Osteoartritis, síndrome del túnel del carpo; gota; espolón del calcáneo; desvíos posturales
Enfermedades respiratorias	Apnea obstructiva del sueño, síndrome de la hipo ventilación de la obesidad, Enfermedad pulmonar restrictiva;
Endocrinopatías	Hipotiroidismo, infertilidad, hiperuricemia, diabetes mellitus, dislipidemias
Miscelánea	Aumento del riesgo quirúrgico y anestésico, hernia inguinal e incisional, diminución de agilidad física e aumento da propensión a accidentes, interferencia con el diagnóstico de otras enfermedades;
Neoplasia	Mama, cérvix, ovario, endometrio, próstata, vesícula biliar

La forma en que la grasa está relacionada con diversas enfermedades se abordará con más detalle en el capítulo "El papel del tejido adiposo en la salud."

Una gran preocupación en la lucha contra la obesidad se centra en el tratamiento, sin embargo, lo más sensato sería la prevención. En este contexto, la actividad física debe ser considerada como una de las intervenciones profilácticas más importantes, pero desafortunadamente buena parte de las personas no práctica ningún tipo de ejercicio.

El sedentarismo ha mostrado tasas de mortalidad sorprendentemente más altas que otros factores de riesgo como la diabetes, la hipocolesterolemia, la hipertensión y la obesidad en sí (Blair et al., 1989; Blair & Brodney, 1999). Según Nieman, hay un riesgo dos veces mayor para las personas sedentarias comparadas a las físicamente activas en desarrollar enfermedades crónicas degenerativas (Nieman, 1999). Esto tiene preocupado los órganos públicos, ya que grande parte de la población no práctica actividad física. En los Estados Unidos, por ejemplo, 60% de los adultos y el 50% de los adolescentes se consideran inactivos (USDHHS, 1996). En Brasil, los estudios sobre la prevalencia de la inactividad física en poblaciones de trabajadores reportaron tasas de 50 a 60% (Nunes y Barros, 2004). En la ciudad de São Paulo, los datos ya registraron 68,7% (Mello et al., 1998). Datos del VIGITEL de 2013 muestran que sólo el 33,8% de los brasileños practican actividad física en su tiempo libre, a pesar de que representa un incremento del 11% respecto a 2009, el valor todavía es bajo.

En 1997, la "Data Folha" publicó una encuesta realizada con 2.504 personas en 98 ciudades de Brasil, en la que se constató una prevalencia de sedentarismo 60%. Los valores más altos fueron encontrados en el Nordeste (65%), Norte / Centro y Oeste (64%) la menor en la región Sudeste (59%) y Sur (53%). Entre los encuestados, 65% informó que la falta de tiempo fue el principal impedimento para la actividad física. Ya las principales razones para la práctica eran la búsqueda por la delgadez (53%) y la promoción de la salud (53%).

Con respecto a la obesidad, muchos factores contribuyen a su desarrollo, tales como la predisposición genética; cambios hormonales; estilo de vida; socio-cultural y étnica. Sin embargo, un estilo de vida sedentario es considerado por algunos autores como una de las principales causas de la obesidad (Prentice & Jebb, 1995; McArdle et al, 2003), siendo hasta más comprometedor que la alimentación exagerada (Jebb & Prentice, 1995). Hay varios estudios que muestran una relación negativa entre los niveles de actividad física y los niveles de grasa corporal (Davies et al., 1995; Prentice & Jebb, 1995; Abe et al., 1996; Hill & Commerford, 1996; Buchowski et al., 1999; Dionne et al., 2000; Ball et al., 2001; Yao et al., 2003), inclusive algunos autores indican que el aumento de la grasa corporal con el pasar de los años se debe principalmente a un ejercicio menos vigorosa que a una alta ingestión de alimentos (McArdle et al., 2003).

No hay dudas de que las dietas restrictivas ayudan en el control y pérdida de grasa corporal, sin embargo, hay un riesgo de deterioro de la proteína muscular, así como la reducción del metabolismo en reposo debido a una adaptación fisiológica (Miller & Parsonage, 1975; Walberg 1989; Wyatt & Hill, 2005). En este sentido, el ejercicio es muy importante ,pues además de favorecer la pérdida de grasa , mejorar la capacidad funcional aumentando el gasto calórico diario, también aumenta la masa muscular , lo que contribuye para minimizar la disminución en la tasa metabólica basal y otros efectos negativos de la restricción de energía (Racette et al, 1995a;. Racette et al, 1995b;. Hill & Wyatt, 2005). Sin embargo, cabe destacar que los cambios en la composición corporal inducidos por el ejercicio físico dependen del tipo de actividad, siendo que efectos sobre la ganancia de masa muscular son identificados con magnitud en el entrenamiento de fuerza (Broeder et al, 1992; Geliebter et al, 1997; Bryner et al., 1999; Kraemer et al, 1999).

Otro factor interesante acerca de la contribución de ejercicio es la mayor adherencia a la dieta. Racette et al. (1995a) dividió mujeres moderadamente obesas en dos grupos (ejercicios + dietas y solamente dieta), al final de 12 semanas llegó a la conclusión de que el grupo que hacía ejercicios siguió la dieta de forma más eficaz. En cuanto al mantenimiento del peso perdido, Miller et al. (1997) encontraron que un año después de finalizado el tratamiento, el mantenimiento de la pérdida de peso en el grupo que realizaba ejercicios y dieta fue mayor que en el grupo que sólo hacia dieta. El mantenimiento del peso a mediano y largo plazo se observa más fácilmente en los tratamientos que utilizan ejercicios, en comparación con aquellos que adoptan solamente la dieta (Pavlou et al., 1989), sin embargo, existen controversias sobre el tema (Curioni & Lourenco, 2005). Esto sugiere que un estilo de vida activo con consecuente aumento de las capacidades físicas puede mitigar el riesgo de morbilidad y mortalidad en individuos con sobrepeso u obesidad (Negrao & Licinio, 2000).

En este sentido, la práctica de ejercicios físicos debe ser alentada desde la infancia. Crear el hábito y el interés por una vida activa puede traer beneficios desde el punto de vista educativo y social, además de proporcionar la prevención no sólo de la obesidad, sino de diversas enfermedades, como la hipertensión y la diabetes (NIH, 1998; Wilmore y Costill, 2001). Sin embargo, es necesario que las actividades físicas sean eficientes y promuevan alteraciones fisiológicas capaces de tratar y prevenir la obesidad. La comprensión de cómo el ejercicio nos lleva a la pérdida de peso , facilita la búsqueda por programas más eficientes que requieran menos tiempo, algo que no es posible dentro de los enfoques adoptados actualmente, como veremos más adelante.

Referencias bibliográficas

Abe T, Sakurai T, Kurata J, Kawakami Y & Fukunaga T. (1996). Subcutaneous and visceral fat distribution and daily physical activity: comparison between young and middle aged women. *Br J Sports Med* **30,** 297-300.

Ball K, Owen N, Salmon J, Bauman A & Gore CJ. (2001). Associations of physical activity with body weight and fat in men and women. *Int J Obes Relat Metab Disord* **25,** 914-919.

Blair SN & Brodney S. (1999). Effects of physical inactivity and obesity on morbidity and mortality: current evidence and research issues. *Med Sci Sports Exerc* **31,** S646-662.

Blair SN, Kohl HW, 3rd, Paffenbarger RS, Jr., Clark DG, Cooper KH & Gibbons LW. (1989). Physical fitness and all-cause mortality. A prospective study of healthy men and women. *Jama* **262,** 2395-2401.

Broeder CE, Burrhus KA, Svanevik LS & Wilmore JH. (1992). The effects of either high-intensity resistance or endurance training on resting metabolic rate. *Am J Clin Nutr* **55,** 802-810.

Bryner RW, Ullrich IH, Sauers J, Donley D, Hornsby G, Kolar M & Yeater R. (1999). Effects of resistance vs. aerobic training combined with an 800 calorie liquid diet on lean body mass and resting metabolic rate. *J Am Coll Nutr* **18,** 115-121.

Buchowski MS, Townsend KM, Chen KY, Acra SA & Sun M. (1999). Energy expenditure determined by self-reported physical activity is related to body fatness. *Obes Res* **7,** 23-33.

Coitinho DC, Leão MM, Recine E & Sichieri R. (1991). Condições nutricionais da população brasileira: adultos e idosos. In *Pesquisa Nacional sobre Saúde e Nutrição*. MS/INAN, Brasília.

Cordain L, Gotshall RW, Eaton SB & Eaton SB, 3rd. (1998). Physical activity, energy expenditure and fitness: an evolutionary perspective. *Int J Sports Med* **19,** 328-335.

Curioni CC & Lourenco PM. (2005). Long-term weight loss after diet and exercise: a systematic review. *Int J Obes (Lond)* **29,** 1168-1174.

Davies PS, Gregory J & White A. (1995). Physical activity and body fatness in pre-school children. *Int J Obes Relat Metab Disord* **19,** 6-10.

Dionne I, Almeras N, Bouchard C & Tremblay A. (2000). The association between vigorous physical activities and fat deposition in male adolescents. *Med Sci Sports Exerc* **32,** 392-395.

Eaton SB, Konner M & Shostak M. (1988). Stone agers in the fast lane: chronic degenerative diseases in evolutionary perspective. *Am J Med* **84,** 739-749.

Erselcan T, Candan F, Saruhan S & Ayca T. (2000). Comparison of body composition analysis methods in clinical routine. *Ann Nutr Metab* **44,** 243-248.

Flegal KM, Carroll MD, Ogden CL & Johnson CL. (2002). Prevalence and trends in obesity among US adults, 1999-2000. *Jama* **288,** 1723-1727.

Garrison RJ & Castelli WP. (1985). Weight and thirty-year mortality of men in the Framingham Study. *Ann Intern Med* **103,** 1006-1009.

Geliebter A, Maher MM, Gerace L, Gutin B, Heymsfield SB & Hashim SA. (1997). Effects of strength or aerobic training on body composition, resting metabolic rate, and peak oxygen consumption in obese dieting subjects. *Am J Clin Nutr* **66,** 557-563.

Gigante DP, Barros FC, Post CL & Olinto MT. (1997). [Prevalence and risk factors of obesity in adults]. *Rev Saude Publica* **31,** 236-246.

Hill JO & Commerford R. (1996). Physical activity, fat balance, and energy balance. *Int J Sport Nutr* **6,** 80-92.

Hill JO & Wyatt HR. (2005). Role of physical activity in preventing and treating obesity. *J Appl Physiol* **99,** 765-770.

Kortt MA, Langley PC & Cox ER. (1998). A review of cost-of-illness studies on obesity. *Clinical therapeutics* **20,** 772-779.

Kraemer WJ, Volek JS, Clark KL, Gordon SE, Puhl SM, Koziris LP, McBride JM, Triplett-McBride NT, Putukian M, Newton RU, Hakkinen K, Bush JA & Sebastianelli WJ. (1999). Influence of exercise training on physiological and performance changes with weight loss in men. *Med Sci Sports Exerc* **31,** 1320-1329.

Kushner RF, Kunigk A, Alspaugh M, Andronis PT, Leitch CA & Schoeller DA. (1990). Validation of bioelectrical-impedance analysis as a measurement of change in body composition in obesity. *Am J Clin Nutr* **52,** 219-223.

Mancini MC. (2001). Obstáculos diagnósticos e desafios terapêuticos no paciente obeso. *Arq Bras Endocrinol Metab* **45,** 584-608.

McArdle WD, Katch FI & Katch VL. (2003). *Fisiologia do Exercício, energia, nutrição e desempenho humano*. Guanabara Koogan, Rio de Janeiro.

Mello M, Fernandes A & Tufik S. (1998). Epidemiological survey of the practice of physical exercise in the general population of São Paulo city - Brazil. *Am Coll Sport Med* **30,** 11.

Miller DS & Parsonage S. (1975). Resistance to slimming: adaptation or illusion? *Lancet* **1,** 773-775.

Miller WC, Koceja DM & Hamilton EJ. (1997). A meta-analysis of the past 25 years of weight loss research using diet, exercise or diet plus exercise intervention. *Int J Obes Relat Metab Disord* **21,** 941-947.

Mokdad AH, Bowman BA, Ford ES, Vinicor F, Marks JS & Koplan JP. (2001). The continuing epidemics of obesity and diabetes in the United States. *Jama* **286,** 1195-1200.

Mokdad AH, Ford ES, Bowman BA, Dietz WH, Vinicor F, Bales VS & Marks JS. (2003). Prevalence of obesity, diabetes, and obesity-related health risk factors, 2001. *Jama* **289,** 76-79.

Monteiro CA, Conde WL & de Castro IR. (2003). [The changing relationship between education and risk of obesity in Brazil (1975-1997)]. *Cad Saude Publica* **19 Suppl 1,** S67-75.

Monteiro CA, Conde WL & Popkin BM. (2007). Income-specific trends in obesity in Brazil: 1975-2003. *Am J Public Health* **97,** 1808-1812.

Monteiro CA, Mondini L, de Souza AL & Popkin BM. (1995). The nutrition transition in Brazil. *Eur J Clin Nutr* **49,** 105-113.

Negrao AB & Licinio J. (2000). Obesity: on the eve of a major conceptual revolution. *Drug Discov Today* **5,** 177-179.

Nieman DC. (1999). *Exercício e Saúde*. Manole, São Paulo.

NIH. (1998). Clinical Guidelines on the Identification, Evaluation, and Treatment of Overweight and Obesity in Adults--The Evidence Report. National Institutes of Health. *Obes Res* **6 Suppl 2,** 51S-209S.

Nunes J & Barros J. (2004). Fatores de risco associados à prevalência de sedentarismo em trabalhadores da indústria e da Universidade de Brasília. In *Lecturas: Educación Física Y Deportes*. Buenos Aires.

Ogden CL, Carroll MD, Curtin LR, McDowell MA, Tabak CJ & Flegal KM. (2006). Prevalence of overweight and obesity in the United States, 1999-2004. *Jama* **295,** 1549-1555.

Ogden CL, Carroll MD, Kit BK & Flegal KM. (2014). Prevalence of childhood and adult obesity in the United States, 2011-2012. *Jama* **311,** 806-814.

OPAS. (2003). Obesidade e excesso de peso. In *Doenças crônico-degenerativas e obesidade: estratégia mundial sobre alimentação saudável, atividade física e saúde*, ed. Saúde OP-Ad, pp. 29-34. Organização Pan-Americana de Saúde, Brasília.

Pavlou KN, Krey S & Steffee WP. (1989). Exercise as an adjunct to weight loss and maintenance in moderately obese subjects. *Am J Clin Nutr* **49,** 1115-1123.

Peterson MJ, Czerwinski SA & Siervogel RM. (2003). Development and validation of skinfold-thickness prediction equations with a 4-compartment model. *Am J Clin Nutr* **77,** 1186-1191.

Porto MCV, Brito IC, Cala ADF, Amoras M, Villela NB & Araújo LMB. (2002). Perfil do obeso classe III do ambulatório de obesidade de um hospital universitário de Salvador, Bahia. *Arq Bras Endocrinol Metab* **46,** 668-673.

Prentice AM & Jebb SA. (1995). Obesity in Britain: gluttony or sloth? *Bmj* **311,** 437-439.

Racette SB, Schoeller DA, Kushner RF & Neil KM. (1995a). Exercise enhances dietary compliance during moderate energy restriction in obese women. *Am J Clin Nutr* **62,** 345-349.

Racette SB, Schoeller DA, Kushner RF, Neil KM & Herling-Iaffaldano K. (1995b). Effects of aerobic exercise and dietary carbohydrate on energy expenditure and body composition during weight reduction in obese women. *Am J Clin Nutr* **61,** 486-494.

Ross R, Leger L, Morris D, de Guise J & Guardo R. (1992). Quantification of adipose tissue by MRI: relationship with anthropometric variables. *J Appl Physiol* **72,** 787-795.

Schneider HJ, Glaesmer H, Klotsche J, Bohler S, Lehnert H, Zeiher AM, Marz W, Pittrow D, Stalla GK & Wittchen HU. (2007). Accuracy of anthropometric indicators of obesity to predict cardiovascular risk. *J Clin Endocrinol Metab* **92,** 589-594.

Sichieri R, do Nascimento S & Coutinho W. (2007). The burden of hospitalization due to overweight and obesity in Brazil. *Cad Saude Publica* **23,** 1721-1727.

Speakman JR. (2007). A nonadaptive scenario explaining the genetic predisposition to obesity: the "predation release" hypothesis. *Cell Metab* **6,** 5-12.

Thaete FL, Colberg SR, Burke T & Kelley DE. (1995). Reproducibility of computed tomography measurement of visceral adipose tissue area. *Int J Obes Relat Metab Disord* **19,** 464-467.

Ukoli FA, Bunker CH, Fabio A, Olomu AB, Egbagbe EE & Kuller LH. (1995). Body fat distribution and other anthropometric blood pressure correlates in a Nigerian urban elderly population. *Cent Afr J Med* **41,** 154-161.

USDHHS. (1996). Physical Activity and Health: A Report of the Surgeon General. Atlanta, GA: U.S. Department of Health and Human Services, Centers for Disease Control and Prevention, National Center for Chronic Disease Prevention and Health Promotion, Atlanta, GA.

Utter AC & Hager ME. (2008). Evaluation of ultrasound in assessing body composition of high school wrestlers. *Med Sci Sports Exerc* **40,** 943-949.

Vigilant L, Stoneking M, Harpending H, Hawkes K & Wilson AC. (1991). African populations and the evolution of human mitochondrial DNA. *Science* **253,** 1503-1507.

Walberg JL. (1989). Aerobic exercise and resistance weight-training during weight reduction. Implications for obese persons and athletes. *Sports Med* **7,** 343-356.

WHO. (1997). Consultation on obesity. Obesity: prevention and managing, the global epidemic. Report of a WHO Consultation on Obesity. World Health Organization, Geneva.

Wilmore JH & Costill DL. (2001). *Fisiologia do Esporte e do Exercício*. Manole, São Paulo.

Wilson AC & Cann RL. (1992). The recent African genesis of humans. *Sci Am* **266,** 68-73.

Yao M, McCrory MA, Ma G, Tucker KL, Gao S, Fuss P & Roberts SB. (2003). Relative influence of diet and physical activity on body composition in urban Chinese adults. *Am J Clin Nutr* **77,** 1409-1416.

Metabolismo energético

Antes de ingresar en el estudio del ejercicio es interesante recordar algunas reacciones y conceptos básicos envueltos en nuestro metabolismo. Sólo con el conocimiento de estos factores es posible entender cómo funciona el ejercicio en el control del peso.

Metabolismo

Mediante la observación de las reacciones metabólicas es interesante prestar atención al nombre de las enzimas, que suele seguir algunos patrones. Un primer patrón fácilmente identificable es la terminación "ase", utilizado para definir esta clase de proteínas. Otro ejemplo es el término quinasa o cinasa utilizada para identificar las enzimas implicadas en reacciones en las que se intercambia el fosfato y que por lo general están involucrados en la transferencia de energía. Normalmente las enzimas reciben denominaciones de acuerdo con el substrato que degradan, (ATPasa, por ejemplo) o reacciones que catalizan tales como deshidrogenasa (eliminación de hidrógeno), isomerasa (cambio de isómeros) sintasa y sintetasa (síntesis) y quinasa (intercambio de fosfato).

ATP

El trifosfato de adenosina (ATP) es un nucleótido de purina que comprende una base (adenina) y un azúcar de cinco carbonos (ribosa) - que juntos forman un nucleósido llamado adenosina – y una unidad de trifosfato. El ATP se conoce como la moneda de energía en nuestro cuerpo, ya que la energía almacenada en sus enlaces se utiliza prácticamente en todos los procesos biológicos (Maughan et al., 2000;. McArdle et al, 2003). La energía de ATP se libera después de la hidrólisis de uno de los enlaces de los grupos del fosfato, donde se almacenan la energía del ATP. En esta reacción, uno de los enlaces del grupo fosfato se rompe, liberando un fosfato de ATP en presencia de agua, resultando en la formación de fosfato inorgánico (Pi) y un compuesto con dos fosfatos, difosfato de adenosina (ADP) con la liberación de una cantidad relativamente alta de energía (7,3kcal), que es utilizada para las reacciones metabólicas.

$$ATP = ADP + Pi + H^+ + Energía$$

En el músculo, la enzima ATPasa - en presencia de un cofactor metálico, Mg^{2+} - es responsable de provocar la hidrólisis de ATP para activar porciones específicas de los filamentos y permitir la unión de la actina y la miosina (Kind, 2014). Otra reacción implicada en la contracción muscular que también necesita de ATP es la eliminación de iones de calcio por el retículo sarcoplásmico (Maughan et al., 2000; Gentil, 2014).

A pesar de su importancia, la cantidad de ATP acumulada en el músculo es relativamente pequeña, limitándose a unos 20-25mmolkg de materia seca (Maughan et al., 2000; Porter & Wall, 2012). Por lo tanto, la reacción directa de la hidrólisis de ATP almacenado en el músculo es capaz de proporcionar energía para la contracción muscular de pocos segundos, algo entre dos y cuatro segundos, lo que hace que sea necesario que otras reacciones sean activadas para promover la resíntesis de ATP y permitir que las reacciones metabólicas continúen.

Es importante recordar que la concentración de ATP en el músculo permanece constante, por lo que la regeneración debe ocurrir en la misma velocidad que su degradación (Houston, 2001). Por lo tanto, la vía usada para la regeneración del ATP depende de la velocidad con que el mismo se está degradando. Si la velocidad es alta, se necesitan los medios anaeróbicos más rápidos y menos eficientes, por otro lado, en velocidades más bajas los medios aerobios se vuelven predominantes.

Nuestros músculos pueden contraerse incluso sin el uso de oxígeno en las reacciones metabólicas, como en los casos de ejercicios de alta intensidad y corta duración, que requieren alta velocidad de resíntesis de ATP. En este caso, los sistemas separados pueden ser usados: Sistema de ATP/PC (fosfágeno) y glucólisis.

El fosfato de creatina

El fosfato de creatina (PCr) se almacena en el músculo esquelético en una cantidad de aproximadamente 75 mmol / kg de materia seca (Maughan et al., 2000). La PCr se utiliza para regenerar ATP en actividades con alta demanda de energía. Esto es posible debido a que tiene un alto potencial para la transferencia de su grupo fosfato para ATP. La energía libre de hidrólisis de PCr es -43 kJ / mol, mientras que el ATP es de -31 kJ / mol. En la reacción de transferencia de energía, el PCr se rompe enzimáticamente, teniendo como resultado fosfato y creatina, en una reacción catalizada por la enzima creatina quinasa (CK). Esta reacción se puede producir a un ritmo más rápido que la degradación de ATP, lo que hace que sea muy fácil de mantener los niveles de ATP en la célula. Una desventaja de este sistema es su baja capacidad, lo que conduce a la disminución de su almacenamiento después de pocos segundos de actividad.

$$PCr + ADP + H^+ = ATP + Cr + Energía.$$

La glucólisis

Caso las contracciones musculares permanezcan durante unos segundos a más, la degradación de la glucosa, llamado glucólisis, se convierte en la principal fuente de resíntesis de ATP. Esta reacción, que se produjo en el citoplasma, sigue la siguiente cadena de reacciones:

1 – La degradación de la glucosa se inicia por la fosforilación (adición de un grupo fosfato), dando origen a glucosa-6-fosfato a expensa de una molécula de ATP, en una reacción catalizada por la hexoquinasa (HK);

2 - A continuación, se produce la isomerización (cambio en la estructura molecular, función orgánica, sin cambiar la fórmula molecular) de la glucosa 6-fosfato para la fructosa 6-fosfato, por una enzima isomerasa (fosfoglicoisomerase);

3 - Nueva fosforilación, formando la fructosa 1,6 bifosfato, con la acción de la enzima fosfofructoquinasa (PFK);

4 - Bajo la acción de la enzima aldolasa, la fructosa 1,6 bifosfato es separada en dihidroxiacetona y gliceraldehído 3-fosfato. Estos compuestos isómeros son inter-convertidos bajo la acción de la triosa fosfato isomerasa, generando dos moléculas de gliceraldehído 3-fosfato. A partir de ese momento, todos los intermediarios de la vía aparecen duplicados;

5 – Las moléculas de gliceraldehído 3-fosfato se oxidan por la acción de la enzima gliceraldehído 3-fosfato deshidrogenasa, dando como resultado dos moléculas de 1,3-bifosfoglicerato. En ese momento son reducidas dos moléculas de NAD^+, formando NADH, que posteriormente generarán energía para la formación de ATP en la cadena de transporte de electrones;

6 – En la siguiente reacción catalizada por el fosfoglicerato quinasa, 1,3-bifosfoglicerato es convertido en 3-fosfoglicerato, con la formación de una molécula de ATP por cada molécula de 1,3-bifosfoglicerato;

7 – En seguida, el 3-fosfoglicerato se convierte en 2-fosfoglicerato mutase, bajo la acción del fosfoglicerato, un tipo particular, isomerase;

8 – La enolase promueve la formación del fosfoenol-piruvato por deshidratación de 2-fosfoglicerato;

9 - Al final de la reacción, el piruvato se forma bajo la acción de la enzima piruvato quinasa, cuando se produce la síntesis de una molécula de ATP.

Es importante recordar que la glucólisis, a pesar de tener un gran número de reacciones, comienza instantáneamente al inicio del ejercicio, independientemente de la intensidad (Maughan et al., 2000), por lo que es un error suponer que la glucólisis sólo entrará en vigencia después del agotamiento de las reservas de fosfato de creatina. Otro punto a tener en cuenta es que la degradación de la glucosa es esencial para algunas células y tejidos, tales como los glóbulos rojos y los tejidos nerviosos, que utilizan este sustrato como la fuente preferida de energía para la resíntesis de ATP.

La oxidación de la glucosa y la producción de ATP están asociadas con la reducción de NAD^+. Para que la glucólisis se mantenga funcionando, debe haber re-oxidación contínua de NADH porque las concentraciones de NAD^+ en las células son factores que limitan la continuidad de la reacción (Marzzoco & Torres, 1999). Esta regeneración de NAD^+ puede ocurrir de dos maneras: aeróbico y anaeróbico.

En condiciones anaeróbicas, el piruvato funciona como un receptor de electrones, reduciéndose a lactato en una reacción reversible catalizada por la enzima lactato deshidrogenasa (LDH). Esa vía se utiliza en situaciones en las que el suministro de oxígeno es inferior a la demanda, como en las contracciones musculares intensas. Es importante destacar que, de acuerdo con Maughan *et al.* (2000), existe evidencia de que la regulación primaria de la producción de lactato durante el ejercicio se lleva a cabo por el complejo piruvato deshidrogenasa y la activación de la tasa de producción del grupo acetilo, siendo el sustrato y el control hormonal los determinantes en la producción de lactato.

En condiciones aerobias, el NADH es reducido por el oxígeno, que actúa como el receptor final de electrones. En esta situación, el piruvato es convertido en acetil-CoA, que entra en el ciclo de Krebs. La reacción de conversión del piruvato para acetil-CoA es catalizada por complejo piruvato deshidrogenasa. En este proceso hay una reducción de NAD^+ con formación de NADH.

Vemos entonces que la glucólisis tiene como rendimiento neto 2 moléculas de ATP (4 formadas y 2 consumidas) y 2 moléculas de NADH. La conversión de la glucosa en piruvato permite aprovechar sólo alrededor del 10% de la energía total de la glucosa, pues la mayor parte se almacena en piruvato (Marzzoco & Torres, 1999).

La glucólisis se considera un proceso eminentemente anaeróbico, por lo que ella en si terminaría con la formación de lactato. Sin embargo, también es común el uso de la terminología glucólisis anaeróbica y glucólisis aeróbica para diferenciar la reacción que termina con la formación de lactato y la que termina con la formación de acetil-CoA.

El metabolismo aeróbico

Ciclo de Krebs

En el ciclo de Krebs, la acetil-CoA y el CO2 degrada CO2 y átomos de hidrógeno, con producción de NADH y $FADH_2$ y de compuestos intermediarios que pueden servir como precursores para procesos de biosíntesis. Es importante recordar que, además de la glucosa, varios aminoácidos y ácidos grasos pueden dar origen a acetil-CoA, lo que constituye el punto de convergencia del metabolismo de los macro nutrientes.

El ciclo de Krebs pasa a través de las siguientes reacciones:

1 - La condensación de la acetil-CoA y oxaloacetato, con formación de citrato, en una reacción catalizada por el citrato sintetasa (CS);

2 – La isomerización del citrato para isocitrato por la acción de la aconitasa;

3 - La oxidación del isocitrato para alfa-cetoglutarato con la reducción de NAD^+ a NADH y la liberación de CO_2, bajo la acción del isocitrato deshidrogenasa;

4 - Transformación del alfa-ceto-glutarato en succinil-CoA en una reacción catalizada por el complejo alfa-cetoglutarato deshidrogenasa;

5 - Conversión de succinil-CoA para succinato con la formación de GTP, bajo la acción de la succinil-CoA sintasa (SDH);

6 - Bajo la acción del succinato deshidrogenasa el succinato es oxidado a fumarato, con reducción de FAD a $FADH_2$;

7 - Hidratación de fumerase por el fumarato, generando el malato;

8 - El malato es oxidado por el malato deshidrogenasa (MDH) con reducción de NAD^+ a NADH y formación de oxaloacetato, cerrando el ciclo.

De las reacciones numeradas, as catalizadas por las enzimas citrato sintasa (CS) y alfa-cetoglutarato deshidrogenasa son irreversibles, dictando la dirección del ciclo.

Contabilizando los productos de las reacciones, vemos que cada ciclo aporta un GTP, que puede convertirse en ATP, tres NADH y un FADH, los cuales serán oxidados en la cadena de transporte de electrones (recuerde que estas cifras corresponden a cada acetil CoA, debiendo ser multiplicados por dos para cada molécula de glucosa). La energía de la oxidación de la acetil-CoA se almacena en forma de enzimas, Lo que torna necesaria la oxidación de estas enzimas por la cadena de transporte de electrones; Por lo tanto, la función más importante del ciclo es la de generar iones de hidrógeno para su posterior paso a través de la cadena de transporte de electrones.

Cadena de transporte de electrones

Apenas una pequeña parte de la energía disponible en los compuestos conduce a la producción de ATP, la porción más grande, se retiene en las enzimas NAD^+ y FAD . Así, para que la energía proveniente de la degradación de las reservas energéticas sea mejor aprovechada y para que ellas puedan participar una vez más en las reacciones, las enzimas deben ser oxidadas. En nuestro organismo, la oxidación de estas enzimas provienen de la transferencia de sus electrones al oxígeno, liberando grandes cantidades de energía, que se almacena en el ATP. Por lo tanto, el oxígeno no participa directamente en las reacciones del ciclo de Krebs, pero su presencia es importante para la regeneración de NAD^+ e FAD en la cadena de transporte de electrones.

La cadena de transporte se compone de una serie de cargadores de moléculas localizadas en la membrana interna de las mitocondrias, que transfieren electrones de hidrógeno para el oxígeno (Maughan et al., 2000). El NADH y el $FADH_2$ poseen los electrones con un alto potencial para la transferencia de energía. Durante la transferencia de electrones para el oxígeno, la mayor parte de la energía liberada se almacena en forma de ATP, con regeneración de ADP, y el resto se pierde en forma de calor. Las reacciones de la cadena de transporte de electrones se pueden resumir en los siguientes pasos:

1 - Transferencia de dos electrones de NADH para flavina mononucleótido (FMN), con fosforilación de ADP y la formación de ATP, bajo la acción del complejo enzimático NADH deshidrogenasa;

2 - Transferencia de electrones para la Coenzima Q (CoQ), que también acepta electrones de $FADH_2$. Cabe señalar que la $FADH_2$ sólo entra en este momento en la cadena, debido a que su estado de energía es menor que el FMNH; por lo tanto, la FMN no puede aceptar electrones $FADH_2$;

3 - Las reacciones siguientes ocurren en los citocromos, los cuales solo pueden cargar un electrón a la vez. Los electrones pasan del CoQ para el citocromo b e, y luego para el citocromo c, donde se sintetiza una nueva molécula de ATP. Los electrones son transferidos desde el citocromo c al citocromo a y a_3. Finalmente, el citocromo a_3 transfiere el electrón para el oxígeno y se forma una nueva molécula de ATP.

Calculando la reacción descrita, tenemos de manera simplificada, que se forman tres moléculas de ATP por cada NADH y dos para cada $FADH_2$. El proceso por el cual ATP se sintetiza durante la cadena de transporte de electrones se llama fosforilación oxidativa. El concepto de acoplamiento está relacionado con el equilibrio entre la energía liberada en   la cadena de transporte de electrones y la fosforilación oxidativa, por lo que un acoplamiento perfecto significa una máxima eficiencia, es decir, toda la energía generada sería utilizado por la ATPasa para convertir ADP en ATP (Ricquier & Bouillaud, 2000a, b; Schrauwen & Hesselink, 2003) Sin embargo, el acoplamiento entre la respiración celular y la síntesis de ATP es imperfecta y gran parte de esta energía se libera en forma de calor.

Lipólisis

Los lípidos se almacenan principalmente como triacilglicieróis, compuestos formados de tres moléculas de ácidos grasos y una de glicerol (Coppack et al., 1994). La degradación del triacilglicerol se desencadena por la enzima lipasa hormona sensible (HSL), que tiene su actividad estimulada por hormonas que tienen afinidad con los receptores beta-adrenérgicos, a ejemplo de las catecolaminas, GH, y glucagón, e inhibida por la insulina (Coppack et al. 1994; Marzzoco & Torres, 1999). La HSL degrada los triglicéridos en ácidos grasos y glicerol, los cuales son oxidados por vías diferentes. La tasa de lipólisis puede estimarse a partir de la velocidad de liberación de los ácidos grasos o del glicerol en la sangre.

Por no poder ser reutilizado por los adipocitos, que carecen de glicerol quinasa, el glicerol es liberado en la circulación y convertido en intermediario de la glucólisis y la gluco-neogénesis. Otra vía posible es la conversión en intermediarios en la formación de nuevos triglicéridos, pues pueden unirse a la didroacetona-3-fosfato dando origen al ácido fosfatídico que es un precursor del diacilglicerol y posteriormente del triacilglicerol; sin embargo, es importante tener en cuenta que sólo una pequeña cantidad de glicerol (~ 6,1%) usado en la formación de triglicéridos es el resultado de esa reutilización (Kalhan et al., 2001). Los ácidos grasos, a su vez, se liberan en la sangre y se utilizan como energía. Los ácidos grasos son poco solubles en agua, ya que son apolares, en la sangre, la mayor parte se encuentra adherida a la albúmina (Maughan et al., 2000). Después de entrar en la célula, estos ácidos se convierten en su forma activa acil-CoA, que se degradan en la beta-oxidación en un proceso irreversible catalizada por la enzima acil-CoA sintetasa asociada a la membrana externa de la mitocondria.

La membrana mitocondrial es impermeable a la acil-CoA, por tanto, para que la degradación de la grasa sea completa, es necesario que ocurran reacciones específicas para llevar el acil CoA para el interior de la mitocondria. Este proceso se divide en las siguientes etapas: 1) La transferencia del radical acilo para la carnitina, medida por la carnitina acil transferasa I; 2) Transporte de compuesto carnitina-acilo para dentro de las mitocondrias; 3) Donación del grupo acilo para una coenzima A en las mitocondrias, catalizada por la carnitina acil transferasa II, liberando la carnitina; 4) Retorno de la carnitina al citosol. El resultado de esta reacción es la presencia de un nuevo acil-CoA dentro de la mitocondria, que puede ser oxidado por la beta-oxidación y proporcionar subproductos para la cadena de transporte de electrones. La actividad de la carnitina aciltransferasa es inhibida por la malonil-CoA, un precursor de la síntesis de ácidos grasos. Cuando hay suficiente ATP en la célula, el excedente de acetil CoA, en lugar de ir con el ciclo de Krebs, será transformado en malonil CoA por la acción de la enzima acetil CoA carboxilasa, primer paso para la síntesis de ácidos grasos, e inhibe la descomposición de la grasa (Ruderman et al., 1999).

Después de penetrar en la mitocondria, acilo CoA es capaz de entrar en el camino de la beta-oxidación, que se ejecuta a través de los siguientes pasos (Voet & Voet, 1995; Marzzoco & Torres, 1999; Maughan et al., 2000):

1 -La acil-CoA se oxida a enoil-CoA por la acción de la acil-CoA deshidrogenasa, con la formación de un $FADH_2$ a partir de un FAD;

2 - Hidratación del enoil-CoA con la formación de hidroxiacil-CoA;

3 - Oxidación del hidroxiacil-CoA a cetoacil-CoA, por la formación de NADH y la liberación de un H^+, en la reacción catalizada por

hidroxiacil-CoA deshidrogenasa (HADH). Este paso es una vía reguladora de la beta-oxidación;

4 -Rompiéndose el cetoacil-CoA por la acción de la enzima acetil-CoA aciltransferasa, dando como resultado una molécula de acil-CoA (ahora con dos carbonos a menos) y otro de acetil-CoA.

Por lo tanto, puede resumirse que la beta oxidación es la eliminación consecutiva de iones de hidrógeno y dos átomos de carbono de la molécula de acil-CoA, liberando un H^+, formando un $FADH_2$ un NADH y un acetil-CoA en cada momento. Los iones de hidrógeno, NADH y $FADH_2$ entraran en la cadena de transporte de electrones, mientras que la acetil-CoA pasará por el ciclo de Krebs. Si la degradación de lípidos es desproporcionadamente alta en relación con la degradación de los hidratos de carbono, y consecuentemente, no hay formación de oxaloacetato suficiente para degradar la totalidad del acetil-CoA en el ciclo de Krebs, el exceso de acetil-CoA puede ser desviado hacia el hígado para formar cuerpos cetónicos. Esta reacción es común en casos de ayuno prolongado, ingesta baja en carbohidratos (dietas cetogénicas) y la diabetes (no controlada), por ejemplo. El uso de cuerpos cetónicos es una manera de no gastar la glucosa sanguínea, siendo utilizada como una fuente alternativa para órganos como el corazón y los riñones. Los cuerpos cetónicos son muy volátiles, especialmente la acetona, por lo que las condiciones de cetosis es fácilmente perceptible por el aliento característico, conocido como aliento cetónico o aliento diabético y por la transpiración.

Los procesos de generación de ATP tienen diferentes velocidades, siendo la fosforilación de ADP por la fosfocreatina el más rápido , y la síntesis de ATP por la fosforilación oxidativa resultante de la oxidación de los ácidos grasos más lento (Marzzoco & Torres, 1999; Maughan et al., 2000). Por lo tanto, cuanto más intensa la actividad y consecuentemente más rápida es la necesidad de obtener energía, menor será la degradación de la grasa, y mayor la de PCr.

Para resumir algunos puntos mencionados anteriormente. El ciclo de Krebs consume las formas oxidadas de las enzimas FAD y NAD^+ y produce las formas reducidas del $FADH_2$ y NADH respectivamente. Ya la cadena de transporte de electrones recibe las enzimas y las activa, haciendo las reacciones interdependientes. Sin embargo, cuando el músculo realiza contracciones intensas con un suministro de oxígeno reducido, hay un aumento en la concentración de NADH mitocondrial, obligando a la formación de lactato por la lactato deshidrogenasa con la finalidad de regenerar NAD^+. Ya la oxidación de lípidos está favorecida cuando la relación ATP / ADP es alta, es decir, cuando se reduce la demanda de energía.

Control de las reacciones metabólicas

La estabilidad estructural del cuerpo humano oculta un número infinito de reacciones complejas para mantener la homeostasis. La alternancia de las demandas y ofertas de energía, tanto en términos cuantitativos como cualitativos, hace con que sean necesarias diversas vías fisiológicas para satisfacer las demandas específicas del cuerpo. Este ajuste fisiológico es llamado por Marzocco & Torres (1999) de regulación metabólica, la cual se mantiene a través de la interferencia directa de las reacciones químicas que componen el metabolismo y cuya consecuencia directa es la disponibilidad o la acumulación de sustratos. En el caso de reacciones biológicas, el mecanismo de ajuste se ejerce sobre la actividad de las enzimas, que tienen sus concentraciones y actividades alteradas de acuerdo con las condiciones fisiológicas específicas (llamadas enzimas alostéricas que sirven como una manera de controlar la velocidad de reacción).

La fosforilación de la glucosa catalizada por la hexoquinasa (HK), es el primer sitio de control de la glucólisis. La HK está estrechamente vinculada al transportador de glucólisis, pues su acción es necesaria para mantener la glucosa en el interior de la célula (Houston, 2001). Tan pronto como la glucosa entra en la célula se convierte en glucosa 6-fosfato una reacción irreversible, puesto que las fibras musculares carecen de la enzima glucosa-6-fosfatasa, presente sólo en el hígado, que realiza una reacción inversa. La actividad del HK es inhibida por el aumento de la concentración de glucosa 6-fosfato, la disminución de la actividad HK lleva a la reducción de la conversión de la glucosa y consecuentemente al aumento de su concentración dentro de la célula, que a su vez reducirá el transporte de glucosa a través de la membrana (Houston, 2001). Sin embargo el principal local de regulación de la glucólisis, se asocia a la fosfo-fructoquinasa (PFK), que cataliza la conversión de la fructosa 6-fosfato en fructosa 1,6-bisfosfato. Esta reacción es importante para el control del flujo de degradación de la glucosa, ya que su velocidad determinará la velocidad de degradación del sustrato, de acuerdo con Maughan et al. (2000) "la secuencia (de reacción) no prosigue más rápidamente que la reacción más lenta o limitada por el tiempo." La PFK es sensible a muchos factores, tales como la concentración de ATP y citrato, los cuales regulan negativamente la glucólisis.

La acción de la enzima piruvato deshidrogenasa lleva a la transformación del piruvato en acetil-CoA, que entra en el ciclo de Krebs. La acción de la piruvato deshidrogenasa es controlada por las concentraciones de acetil CoA y NADH, de modo que el aumento en sus concentraciones lleva a la inhibición de la oxidación de la glicólisis. La velocidad del ciclo de Krebs depende de la cadena de transporte de electrones, que interfiere con la relación de $NAD^+/NADH$. El primer local de control del ciclo de Krebs es en la actividad del CS, que depende de la concentración de oxalacetato. El segundo y más importante punto de control es la reacción catalizada por el isocitrato deshidrogenasa, que sufre el efecto positivo de la elevación del ADP y negativo el aumento del NADH. El aumento de NADH conduce a la acumulación de citrato, que inhibe la actividad de la fosfofructoquinasa y por lo tanto de la glucólisis. El tercer punto de control es el complejo alfa cetoglutorato, inhibida por NADH, ATP y el succinil-CoA. La regulación de la cadena de transporte de electrones se hace por la concentración de ADP.

En cuanto a la lipólisis, el primer punto de control es la actividad de la enzima HSL, debido a que el sistema endocrino controla el metabolismo de forma global e integrada por la secreción de varias hormonas. En el metabolismo energético es digna de mención la adrenalina, el glucagón y la insulina. La movilización de las reservas de grasa depende principalmente de la actividad de la HSL, sensible especialmente a la adrenalina y el glucagón, que mejoran el suministro de sustratos para la beta-oxidación (Oscai et al., 1990; Langfort et al.,1999; Kjaer et al., 2000). Adicionalmente, la adrenalina y el glucagón promueven la fosforilación de la acetil-CoA carboxilasa mediante la inhibición de la síntesis de ácidos grasos. Dado que la insulina ejerce el efecto contrario, inhibiendo la degradación y el aumento de la síntesis de grasa.

La síntesis de ácidos grasos y en consecuencia de la acumulación de grasa tiene como principal punto de regulación la formación de malonil CoA a partir de acetilCoA, catalizada por la acetilCoA carboxilasa. Las altas concentraciones de NADH aumentan la acumulación de citrato, que inhibe el PFK, estimula el acetil-CoA carboxilasa y origina el acetil-CoA citosólica, aumentando la disponibilidad de energía y de precursores para la síntesis de ácidos grasos libres. Además de permitir la síntesis de ácidos grasos, la malonil-CoA inhibe su degradación por la inhibición de la carnitina aciltransferasa I, participante de la reacción responsable por llevar los radicales acilo para dentro de la mitocondria. La concentración de iones de hidrógeno es también importante para la regulación de la actividad de la carnitina acil transferasa; por ejemplo, la caída de pH 7 para -6,8 reduce la actividad enzimática en más del 40% (Starritt et al., 2000).

Referencias bibliográficas

Coppack SW, Jensen MD & Miles JM. (1994). In vivo regulation of lipolysis in humans. *J Lipid Res* **35,** 177-193.

Gentil P. (2014). *Bases Científicas do Treinamento de Hipertrofia.* CreateSpace, Charleston.

Houston ME. (2001). *Bioquímica Básica da Ciência e do Exercício.* Editora Roca, São Paulo.

Kalhan SC, Mahajan S, Burkett E, Reshef L & Hanson RW. (2001). Glyceroneogenesis and the source of glycerol for hepatic triacylglycerol synthesis in humans. *J Biol Chem* **276,** 12928-12931.

Kjaer M, Howlett K, Langfort J, Zimmerman-Belsing T, Lorentsen J, Bulow J, Ihlemann J, Feldt-Rasmussen U & Galbo H. (2000). Adrenaline and glycogenolysis in skeletal muscle during exercise: a study in adrenalectomised humans. *J Physiol* **528 Pt 2,** 371-378.

Langfort J, Ploug T, Ihlemann J, Saldo M, Holm C & Galbo H. (1999). Expression of hormone-sensitive lipase and its regulation by adrenaline in skeletal muscle. *Biochem J* **340 (Pt 2),** 459-465.

Marzzoco A & Torres B. (1999). *Bioquímica Básica.* Guanabara Koogan, Rio de Janeiro.

Maughan R, Gleeson M & Greenhaff PL. (2000). *Bioquímica do Exercício e do Treinamento.* Editora Manole, São Paulo.

McArdle WD, Katch FI & Katch VL. (2003). *Fisiologia do Exercício, energia, nutrição e desempenho humano.* Guanabara Koogan, Rio de Janeiro.

Oscai LB, Essig DA & Palmer WK. (1990). Lipase regulation of muscle triglyceride hydrolysis. *J Appl Physiol* **69,** 1571-1577.

Porter C & Wall BT. (2012). Skeletal muscle mitochondrial function: is it quality or quantity that makes the difference in insulin resistance? *J Physiol* **590,** 5935-5936.

Ricquier D & Bouillaud F. (2000a). Mitochondrial uncoupling proteins: from mitochondria to the regulation of energy balance. *J Physiol* **529 Pt 1,** 3-10.

Ricquier D & Bouillaud F. (2000b). The uncoupling protein homologues: UCP1, UCP2, UCP3, StUCP and AtUCP. *Biochem J* **345 Pt 2,** 161-179.

Ruderman NB, Saha AK, Vavvas D & Witters LA. (1999). Malonyl-CoA, fuel sensing, and insulin resistance. *Am J Physiol* **276,** E1-E18.

Schrauwen P & Hesselink M. (2003). Uncoupling protein 3 and physical activity: the role of uncoupling protein 3 in energy metabolism revisited. *Proc Nutr Soc* **62,** 635-643.

Starritt EC, Howlett RA, Heigenhauser GJ & Spriet LL. (2000). Sensitivity of CPT I to malonyl-CoA in trained and untrained human skeletal muscle. *Am J Physiol Endocrinol Metab* **278,** E462-468.

Voet D & Voet JG. (1995). *Biochemistry*. John Wiley, New York, NY.

El papel de tejido adiposo en la salud

La obesidad está asociada con la disfunción de los diversos sistemas, como deficiencia en la sensibilidad a la insulina, hipertensión, aterosclerosis, artritis, etc. Sin embargo, existe una gran controversia sobre la relación entre el exceso de grasa y las morbilidades asociadas. Hasta hace unos años, la asociación era explicada principalmente por la hipótesis portal visceral, según la cual el origen de los problemas sería la liberación directa de tejido adiposo visceral en la vena porta, sin embargo, algunos hallazgos trajeron nuevos enfoques, como el síndrome de acumulación grasa ectópica (Yki-Jarvinen, 2002) y el paradigma endocrino (Chaldakov et al., 2003).

A pesar de la obesidad ser una de las causas principales de la diabetes tipo 2, estudios en pacientes con diversas formas de lipoatrofia muestran que la grasa subcutánea no está asociada con la resistencia a la insulina. La explicación puede encontrarse en la hipótesis del síndrome de acumulación de grasa ectópica, según la cual la grasa acumulada en lugares sensibles, como dentro de las células del hígado y del músculo esquelético, y no necesariamente la acumulación total de grasa, es un fuerte factor determinante de la resistencia a la insulina (Yki-Jarvinen, 2002).

El paradigma endocrino es contemporáneo de la teoría anterior. La visión del tejido adiposo (TA) como un simple depósito de grasa cambió para un paradigma más complejo, que considera un órgano secretor altamente activo y ampliamente distribuido en todo el cuerpo. Un estudio de la expresión génica de TA, reveló que el 30% de los genes analizados estaban relacionados con las proteínas secretoras (Funahashi et al., 1999), ahora se reconoce que las células de TA pueden utilizar caminos endocrinos, paracrino y / o autocrino para secretar moléculas bio-activas llamadas de adipocitocinas o adipocinas, que trabajan en diferentes partes del cuerpo. Los compartimentos con mayor actividad secretora son: adipocitos, fibroblastos y mastócitos, siendo que la mayoría de las sustancias son liberadas por células de grasas (Fain et al., 2004; Kershaw & Flier, 2004).

Según Guerre-Millo (2004), El TA tiene algunas peculiaridades como tejido secretor. En primer lugar, sus células se extienden por todo el cuerpo sin conexión física entre las partes, en lugar de limitarse a una ubicación específica, como en la mayoría de los otros órganos. En segundo lugar, el TA se compone de diferentes tipos de células que participan en diferentes proporciones en la función secretora. En tercer lugar, el TA es un tejido heterogéneo en términos de capacidad metabólica, dependiendo de su ubicación, subcutánea o visceral. En cuarto lugar, algunas adipocinas también son secretadas por otros tejidos, no es posible establecer una relación directa sobre la contribución del TA en su liberación. Por último, se sabe poco sobre los mecanismos moleculares implicados en la síntesis y liberación de adipocinas.

La importancia de la función secretora del tejido adiposo se visualiza por medio de consecuencias metabólicas adversas, tanto del exceso como de la deficiencia de la grasa corporal, ambos con alta repercusión médica y socioeconómica (Kershaw y Flier, 2004). Las adipocinas influencian en la regulación de la homeostasis y actúa en diversos procesos, tales como la ingestión de alimentos, el balance de energía, en la acción de la insulina, en el metabolismo de lípidos e hidratos de carbono, la angiogénesis, la remodelación vascular, la presión arterial y en la coagulación. Dada su amplia actividad, estas sustancias también se han visto como los principales vínculos entre la obesidad y otras enfermedades, siendo mantenida la asociación entre algunas adipocinas y ciertas enfermedades, incluso después que los valores se hayan ajustado por la grasa acumulada (Kanaya et al., 2004).

A continuación siguen las explicaciones sobre algunas de estas sustancias y sus efectos potenciales en la salud. Actualmente, son conocidas más de 50 citocinas secretadas por el TA, sin embargo, sólo los más significativos y relevantes serán considerados (Chaldakov et al., 2003; Fain et al., 2004).

La leptina

La leptina fue la primera hormona específica de adipocitos a ser conocida (Zhang et al., 1994; Ehrhart-Bornstein et al., 2003), siendo identificada primeramente como la mutación mono génica responsable por la obesidad mórbida en ratones ob/ob. Su descubrimiento fue seguido por la caracterización de otros péptidos y proteínas secretadas por adipocitos con potenciales efectos autocrinos y / o paracrinos en el mismo TA, o con los efectos endocrinos en órganos distantes. El TA subcutáneo tiene una mayor actividad secretora de leptina y llega a liberar de 2 a 8 veces más de hormonas en comparación con el TA visceral (Hermsdorff & Monteiro, 2004).

Después de liberada por los adipocitos, la leptina llega a la circulación, atraviesa la barrera sangre-cerebro mediante difusión facilitada y se une a los receptores específicos en el hipotálamo. La estimulación de estos receptores conduce a la supresión del apetito y aumento del metabolismo mediante la estimulación de la actividad simpática. En particular, la leptina parece inhibir la liberación del neuropéptido Y (NPY) ácido gamma-aminobutírico (GABA) y estimular la de la proopiomelanocortina (POMC). Como los NPY y GABA son orexigénicos y el POMC es anorexígenos, la leptina promovería la sensación de saciedad y aumentaría el gasto de energía (Khan y Joseph, 2014).

A pesar del efecto predominantemente central, también se pueden observar efectos periféricos en el hígado, músculo, células endoteliales, las glándulas suprarrenales y en las células de grasa. En el tejido adiposo, la leptina parece actuar promoviendo la alteración de las células para un fenotipo rico en mitocondrias y capaz de oxidar las grasas (Margetic et al., 2002). Además de los efectos directos, la leptina estimula la liberación del factor de necrosis tumoral alfa (TNFα) y óxido nítrico (NO) en las células de grasa (Mastronardi et al., 2002).

Recientemente, la leptina ha sido identificada como la atenuación de la respuesta inmune y tienen un supuesto papel en el aumento de la presión arterial (Shek et al., 1998; Correia et al., 2001). Según Gimeno y Klaman (2005), la leptina parece tener tanto efectos deletéreos, como protectores de la función cardiovascular. Animales con deficiencia de leptina revelan que, a pesar de la obesidad, los mismos muestran resistencia a la hipertensión, trombosis y alteraciones en la fibrinólisis. Por otra parte, la deficiencia de leptina está asociada con la hipertrofia cardiaca. Además, hay evidencias de que esta hormona disminuye la sensibilidad a la insulina en ratas obesas (Buettner et al., 2000), aunque puede mejorar notablemente la sensibilidad a la insulina en pacientes con lipodistrofia, nos cuales se observan bajos niveles de leptina circulante (Oral et al., 2002).

Existe una relación directa entre la cantidad de TA y las concentraciones de leptina, por lo que un aumento en las reservas de grasa normalmente conduce a un aumento concomitante en la cantidad de leptina en la sangre.

Sin embargo, paradójicamente, los individuos obesos tienen características similares a la falta de la hormona (acumulación excesiva de grasa, hiperfagia, diabetes ...), a pesar de que tienen concentraciones normales o altos de leptina (Vettor et al., 1997;. Lissner et al, 1999). La hipótesis más probable es que los efectos de la leptina son contrarrestados por factores sociales-culturales (mala alimentación, inactividad ...) o que la hormona no ejerce sus efectos adecuadamente debido a defectos en los mecanismos de señalización de los niveles receptores y post-receptores (Mattevi et al., 2002; Huan et al., 2003).

Los componentes del sistema renina-angiotensina (SRA)

El sistema renina-angiotensina-aldosterona es un importante mecanismo de control de líquidos en el cuerpo humano. Células especializadas del riñón (yuxtaglomerulares) secretan una proteasa llamada renina, mientras que las células hepáticas segregan el angiotensinógeno (AGT). La renina separa el angiotensinógeno formando la angiotensina I. A continuación, la enzima convertidora de angiotensina (ECA) convierte la angiotensina I en angiotensina II, que tienen una serie de efectos sistémicos y renales.

El aumento de la concentración de angiotensina II promueve la reabsorción de sodio en los túbulos renales, y tiene un potente efecto vasoconstrictor, lo que conduce a un aumento de la presión arterial y del volumen vascular y estimula la secreción de aldosterona por la glándula adrenal (Kershaw & Flier, 2004) (figura 1). La angiotensina II también tiene un fuerte efecto aterogénico, que ocurre mediante la estimulación de la producción de moléculas de adhesión, de factor estimulador de la colonia en la pared endotelial , aumentando la producción de radicales libres, la actividad de las plaquetas y de la expresión de inhibidor del activador plasminógeno (Lyon et al., 2003; Hermsdorff & Monteiro, 2004).

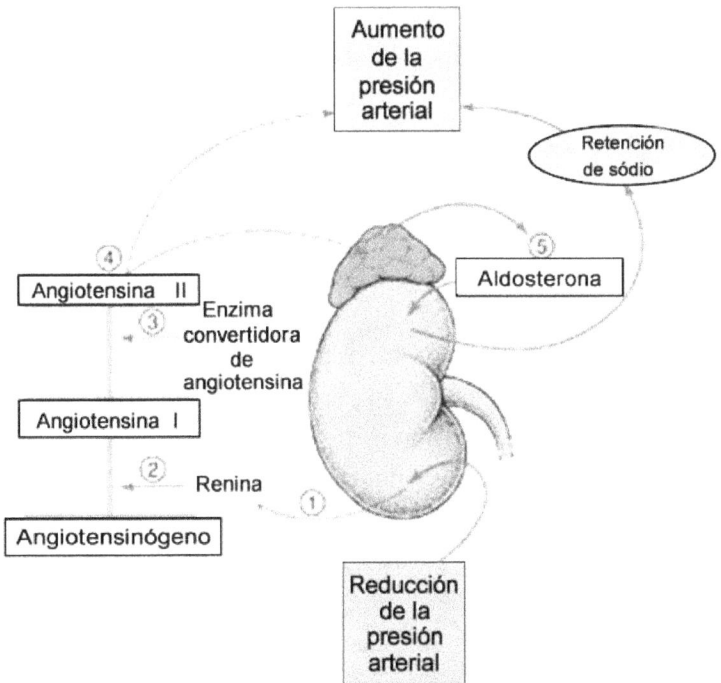

Figura 1: El control de la presión arterial por el sistema renina-angiotensina

La liberación de algunos componentes de SRA, tales como AGT y angiotensina II , se induce durante la adipogénesis (Engeli, et al., 2003). La angiotensina II promueve el crecimiento y la diferenciación de los adipocitos, impulsando directamente la adipogénesis e indirectamente la síntesis de prostaglandinas (Engeli, et al., 2003).

El angiotensinógeno (AGT) es producido principalmente por el hígado, mas el TA es su principal productor extra-hepático (Massiera et al., 2001). Tanto la expresión de AGT como la de otras enzimas implicadas en la SRA han sido encontradas en el TA de animales y humanos (Jones et al., 1997; Karlsson et al., 1998). De hecho, al parecer, todos los componentes del sistema RA son encontrados en los TAs de los humanos (Crandall et al., 1994;. Karlsson et al, 1998).

Inhibidor del activador del plasminógeno (PAI-1)

La plasmina es una enzima proteolítica que digiere los coágulos presentes en los vasos, causando un efecto pro-coagulante. Cuando se forma un coágulo, gran cantidad de plasminógeno se une a él, junto a otras proteínas. Sin embargo, la destrucción del coágulo no empieza hasta la plasmina ser activada. Para que esto ocurra, el tejido afectado secreta el activador de plasminógeno (PA), lo que convierte el plasminógeno en plasmina. Se cree que las deficiencias del sistema fibrinolítico participan en las complicaciones cardiovasculares de la obesidad. Este defecto está relacionado con el inhibidor del activador plasminógeno (PAI-1), cuya función principal es inhibir la fibrinólisis al impedir la actividad del PA. El PAI-1 también influye en la angiogénesis y en la migración celular, pues compite con el receptor de integrina en la matriz extracelular de vitronectina (Guerre-Millo, 2004). Además de los efectos cardiovasculares, estudios en ratas y en humanos sugieren que el PAI-1 también desempeña un papel importante en la resistencia a la insulina (Raji et al, 2001;.. Schafer et al, 2001).

El TA, especialmente la grasa visceral, es la principal fuente de PAI-1 en la obesidad (Mavri et al., 1999) y sus niveles se correlacionan positivamente con las características del síndrome metabólico, prediciendo un riesgo futuro de diabetes tipo 2 y enfermedades cardiovasculares (Mertens & Van Gaal, 2002; Juhan-Vague et al., 2003).

Proteína estimulante de acilación (Acylation-stimulating protein - ASP)

Durante mucho tiempo se creyó que la insulina era el único regulador de la absorción de las grasas por la TA, pero ahora se conocen otros péptidos implicados en el proceso. Uno de ellos es la proteína estimulante de acilación (ASP) compuestas por 76 aminoácidos y producidos por la interacción de tres proteínas secretadas por TA: C3, adipsina y factor B (Baldo et al., 1993).

La actividad de la ASP más conocida es el estimulo al almacenamiento de triglicéridos por los adipocitos (Saleh et al., 1998; Kalant et al., 2000; Guerre-Millo, 2004), que se produce a través de diferentes procesos: aumento del transporte de glucosa , aumento de la re-esterificación de ácidos grasos y inhibición de la lipólisis (Cianflone et al., 1999; Van Harmelen et al., 1999). La mayoría de los estudios en seres humanos han reportado un aumento significativo de la ASP en individuos obesos, disminuyendo después de la pérdida de peso (Kalant et al., 2000; Faraj et al., 2003).

La resistina

En enero de 2001, un grupo de investigadores dirigidos por Claire M. Steppan publicó un documento en el que hizo la presentación de la hormona que podría ser el vínculo entre la obesidad y la diabetes. La hormona fue nombrada de resistina en referencia a la resistencia a la insulina. El grupo de investigadores encontró en ratones, que los niveles de resistina se reducen con el uso del medicamento antidiabético "rosiglitazone", mientras que la obesidad inducida por la dieta por el contrario, aumentaban los niveles de citocina. Además, la administración del medicamento anti-resistina mejoró la glucosa en sangre y la acción de la insulina en la obesidad inducida por la dieta (Steppan et al., 2001). De hecho, se encontró más tarde que los niveles de resistina son asociados con la obesidad en animales y seres humanos; la expresión en diabéticos tipo II es de hasta un 20% más alta, en comparación con sujetos no diabéticos (Hermsdorff y Monteiro 2004).

La resistencia a la insulina causada por la resistina es atribuida al aumento de la producción de glucosa y no a una deficiencia en la captación, esto indica que la hormona tiene un potente efecto hepático y no necesariamente periférico (Rajala et al., 2003; Rajala & Scherer, 2003; Kershaw & Flier, 2004). En los seres humanos, la cantidad de resistina es más elevada en monocitos y otras células con bajo porcentual de grasas de TA , que en los adipocitos (Rajala & Scherer, 2003). Es importante resaltar que si bien hay algunas evidencias a favor del papel de la resistina en la resistencia a la insulina, los estudios en humanos todavía son objeto de controversia (Savage et al., 2001; Janke et al., 2002).

Además del papel en la resistencia a la insulina, la resistina también puede estar vinculada a procesos inflamatorios, tales como artritis (Gomez-Ambrosi & Fruhbeck, 2001; Schaffler et al., 2003)y la aterogénesis (Hermsdorff & Monteiro, 2004).

La adiponectina

La adiponectina es una proteína específicamente del TA (Ukkola & Santaniemi, 2002), clonado por primera vez en 1990 (Scherer et al., 1995; Maeda et al., 1996; Beltowski, 2003).La cantidad de adiponectina circulante varía entre 5-30 nM, siendo mayor en mujeres do que en hombres (Combs et al., 2003; Ronti et al., 2006).

A diferencia de otras adipocinas, la adiponectina se reduce en individuos obesos (Arita et al., 1999; Ronti et al., 2006) y aumenta con la pérdida de peso (Yang et al., 2001; Ronti et al., 2006; et cojo al., 2007). El mecanismo por el cual el exceso de peso afecta la liberación de esta citocina aún no se conoce, sin embargo, el hecho de la insulina estimular e inhibir el TNFα sugiere que la resistencia a la insulina y el aumento de la expresión de TNFα contribuyen a ello.

La adiponectina actúa sobre el hígado, músculo esquelético, paredes vasculares y células endoteliales, y parece tener un efecto protector en el organismo, mejorando la acción de la insulina y presentando una acción anti-inflamatoria (Khan & Joseph, 2014).Su concentración tiene una relación inversa con enfermedades patológicas como diabetes, hipertensión y problemas cardiovasculares (Ouchi et al., 1999; Hotta et al., 2000; Weyer et al., 2001; Ukkola & Santaniemi, 2002; Beltowski, 2003; Ouchi et al., 2003; Frystyk et al., 2007)

Estudios en animales han demostrado que la adiponectina reduce la hiperglicemia en modelos con obesidad/diabetes, en un efecto asociado con el aumento de la sensibilidad a la insulina en lugar de estimular su liberación (Beltowski, 2003). Algunos supuestos mecanismos para la actuación de la adiponectina en la sensibilidad a la insulina son: aumento de la oxidación de ácidos grasos y posteriormente reducción del la acumulación de lípidos en el músculo; reducción en la liberación de glucosa hepática; mejoras en la señalización a nivel del receptor/post-receptor y la inhibición de la señalización del TNFα (Ukkola & Santaniemi, 2002; Beltowski, 2003; Rajala & Scherer, 2003). En ratas lipoatrofiadas, la resistencia a la insulina fue completamente revertida con una combinación de leptina y adiponectina, sin embargo, la reversión fue parcial con el uso de una única sustancia, lo que sugiere que la leptina y la adiponectina trabajan sinérgicamente con la sensibilidad a la insulina (Yamauchi et al., 2001), aunque actúan por diferentes vías (Yamauchi et al., 2003).

Además, la adiponectina tiene un efecto inhibitorio sobre los procesos inflamatorios y posiblemente, en la aterogénesis (Libby et al., 2002), así como estar implicada en la modulación de las respuestas inflamatorias mediante la inhibición de la proliferación de células mielomonocíticas, probablemente mediante la inducción de apoptosis

(Yokota et al., 2000). Otro posible efecto de la adiponectina es la aceleración del metabolismo, como sugerido por Yamauchi (2001) y Fruebis (2001).

Uno de los primeros pasos de la aterogénesis es la adhesión de los monocitos a las células endoteliales y su migración para el espacio subendotelial. La adiponectina suprime la adhesión de monocitos estimulados por el TNFα, que resulta en la disminución de la expresión de moléculas de adhesión.

Además, la adiponectina reduce la cantidad de los ésteres de colesterol en los macrófagos e inhibe la transformación de macrófagos en células espumosas (Beltowski, 2003; Ronti et al., 2006). Es decir, la adiponectina puede reducir la aterogénesis por medio de tres mecanismos: inhibición de la adhesión de monocitos, reducción de su actividad fagocítica y reducción en la acumulación de lipoproteínas en las paredes vasculares (Matsuzawa et al., 1999). Por lo tanto, la adiponectina y el TNFα parecen ser los antagonistas en la pared arterial y del tejido adiposo (Maeda et al., 2001).

Factor de necrosis tumoral-alfa

El factor de necrosis tumoral alfa (TNFα) es una proteína secretada principalmente por macrófagos, que inducen la muerte de las células tumorales, lo que lleva a la necrosis. El TNFα fue la primera adipocina propuesta como un vínculo entre la obesidad y la resistencia a la insulina (Hotamisligil et al., 1993; Hotamisligil et al., 1994; Hotamisligil, 2000; Moller, 2000).Las evidencias muestran que la expresión de TNFα se incrementa con la obesidad y es disminuida con la pérdida de peso (Zahorska-Markiewicz et al., 2000; Kopp et al., 2003).

La expresión génica TNFα influye en los tejidos metabólicamente importantes, tales como el TA y hígado (Ruan et al., 2002). En el TA, el TNFα inhibe los genes implicados en la captura y el almacenamiento de la glucosa y los ácidos grasos no esterificados (NEFAs), suprime genes para los factores de transcripción implicados en la adipogénesis y lipogénesis y promueve cambios en la expresión de varias adipocinas incluyendo la adiponectina y la IL -6 (Ruan et al., 2002). En el hígado, el TNFα suprime la expresión de genes implicados en la captación y el metabolismo de la glucosa, la oxidación de los ácidos grasos y aumenta la cantidad de genes implicados en la síntesis de ácidos grasos y colesterol (Ruan et al., 2002).

Los resultados de un estudio en ratas introdujo el termino señalización "vasócrina" para sugerir que la producción de TNFα por la capa de grasa que rodea la origen de las arteriolas inhiben la síntesis de óxido nítrico y resulta en la vasoconstricción (Yudkin et al., 2005) que puede conducir a un aumento de la presión arterial.

Algunos estudios han demostrado que el TNFα altera la acción de la insulina en células cultivadas (del Aguila et al., 1999). Además, los anticuerpos anti- TNFα mejoran la sensibilidad a la insulina en roedores obesos, mientras ratones deficientes en TNFα están protegidos contra la diabetes inducida por la obesidad (Uysal et al., 1997). Sin embargo, las pruebas en seres humanos todavía no son suficientes para decir que hay efectos endocrinos de TNFα producidos por el TA, siendo muy probable un efecto parácrino-autócrino, que pueda incluir el aumento en la inhibición del activador de plasminógeno-1 (PAI 1), interleucina-6 (IL-6) de la proteína C-reactiva (CRP) y la disminución de la adiponectina y GLUT-4.

El TNFα también puede estar implicado en la aterogénesis. Este efecto es mediado probablemente por el factor de transcripción k-β, lo que resulta en la migración de monocitos y su conversión en macrófagos en la pared endotelial , además de estimular la expresión de la molécula de adhesión en la superficie de las células endoteliales y musculares lisas (Lyon et al., 2003; Hermsdorff & Monteiro, 2004). Otras patologías asociadas con la obesidad en los que el TNFα puede tener influencia son: artritis, lesiones endoteliales y problemas en la coagulación (Grau & Lou, 1993; Maini et al., 1993).

La interleucina-6 (IL-6)

Se estima que del 10 al 30% de la interleucina-6 (IL-6) que circula en el cuerpo humano es secretada por el TA (Mohamed-Ali et al., 1998), siendo en grande parte (aproximadamente el 90%) liberado por las células no adiposas (Fried et al., 1998). El TA visceral tiene el mayor potencial de secreción de IL-6, y libera una cantidad de IL-6 alrededor de más 3 veces que el tejido subcutáneo (Fried et al., 1998).

Los niveles plasmáticos de IL-6 están altamente correlacionados con la masa corporal y se correlacionan positivamente con la resistencia a la insulina y enfermedades cardiovasculares (Bastard et al., 2000; Bastard et al., 2002; Fernandez-Real & Ricart, 2003).Algunos mecanismos por los que el IL-6 puede interferir en la sensibilidad a la insulina se da a través de alteraciones en la acción de la hormona en los hepatocitos (Senn et al., 2002), la inhibición de la expresión del sustrato receptor de insulina 1 (IRS-1) y del aumento en la expresión de SOCS-3 (Khan & Joseph, 2014). Estudios en ratas muestran que el IL-6 estimula la liberación de grasas por el hígado (Nonogaki et al., 1995), lo que podría contribuir para la hiperlipidemia asociada con la obesidad especialmente la abdominal. Además, la interferencia negativa en la liberación de adiponectina también aumenta los efectos nocivos sobre la salud de este péptido (Kershaw & Flier, 2004).

Sin embargo, los efectos centrales del IL-6 parecen ser diferentes (Wallenius et al., 2002), pues la administración periférica tiene como resultado el aumento de los niveles de triglicéridos y glucosa, además de exacerbar la resistencia a la insulina. Por otro lado, la administración central conduce a un aumento del gasto de energía, de modo que existe una correlación negativa entre los niveles centrales de IL-6 y el peso corporal (Stenlof et al., 2003).

Con respecto a los niveles en sangre, un estudio de Rexrode (2003) encontró que las mujeres incluidas en la denominación de mayor IMC (> 29,3) tenían un riesgo cuatro veces mayor de desarrollar niveles elevados de IL-6, lo que correspondería a un riesgo duplicado de infartos de miocardio y diabetes. Los niveles elevados de IL-6 también se asociaron con la hipertensión en la muestra del estudio. Posteriormente, Kanaya et al. (2004) hallaron que los niveles bajos de adiponectina y elevadas de IL-6 y PAI-1 se asociaban de forma independiente con la diabetes en los hombres, incluso después del ajuste de la grasa acumulada.

Los Polimorfismos en los genes IL-6 se asocian con la obesidad, el gasto de energía, a la sensibilidad a la insulina y la diabetes tipo 2 (Fernandez-Real & Ricart, 2003).Además, la administración periférica de la IL-6 indujo la hiperlipidemia, hiperglucemia y la resistencia a la insulina en roedores y seres humanos (Fernandez-Real & Ricart, 2003).

Proteína C reactiva (CRP)

El CRP es un marcador inflamatorio y se ha asociado con un mayor riesgo de enfermedades cardiovasculares (Hermsdorff & Monteiro, 2004). El CRP es altamente expresado en el TA, sin embargo, la mayor parte de la acción del TA parece ser indirecta ,a través de IL-6, que estimula la producción hepática de CRP (Trayhurn & Wood, 2005).

En un estudio con 773 mujeres, Rexrode et al. (2003) encontraron una estrecha relación entre los niveles de IMC y CRP. La comparación con los índices con mayor (> 28,3 kg / m2) y menor (<22,4 kg / m2) IMC mostró que los niveles de CRP eran 4 veces mayores en mujeres con alto índice de masa corporal. Según los resultados, las mujeres con un IMC superior a 28,3 kg / m2 tuvieron 12 veces más riesgo de tener altos niveles de CRP, lo que equivaldría a un riesgo cuatro veces mayor de enfermedades cardiovasculares y diabetes.

Factor de transcripción activada por ligantes gamma (PPAR-γ)

Los PPAR son grupos de receptores nucleares que están estrechamente vinculados a la diferenciación celular y el metabolismo de los carbohidratos, lípidos y proteínas. Después de unirse a receptores específicos, Los PPAR se unen a regiones específicas de ADN, regulando la expresión de ciertos genes. Los PPAR puede ser de tres tipos: Alfa (α), que se encuentran predominantemente en el hígado, corazón, músculo esquelético y la pared vascular; Delta (δ), que se encuentran principalmente en la piel, el cerebro y el TA; y Gamma (γ), el único que se expresa en altos niveles específicamente en el TA.

Algunas de las acciones del PPAR-γ son (Hermsdorff & Monteiro, 2004): reducción de la expresión de resistina y TNFα; aumento de la expresión de adiponectina; aumento de la actividad del LPL, proteínas de transporte de ácidos grasos y acetil CoA sintetasa; y la redistribución de la grasa muscular y el TA abdominal para el TA glúteo-femoral. Por lo tanto, el PPAR-γ parece tener un efecto beneficioso para la salud.

Visfatina

La visfatina, también conocida como factor de estimulación de las células pré-B (PBEF), y nicotinamida fosforribosiltransferasa (NAMPT), se produce principalmente por el tejido adiposo visceral, y en segundo lugar por el hígado, músculo, linfocitos y médula ósea. Esta adipocina descubierta en 2005 tiene una función similar a la insulina, tanto en términos sistémicos como locales (Fukuhara et al., 2005). En un meta-análisis sobre la materia, Chang et al. encontró una relación entre la visfatina y la homeostasis de la glucosa, así como una correlación positiva entre sus niveles y trastornos metabólicos como la obesidad, la diabetes tipo 2, enfermedades cardiovasculares y el síndrome metabólico (Chang et al., 2011).

A pesar de la razón para el aumento de la visfatina en esas enfermedades todavía no estar clara, parece ser la consecuencia y no necesariamente la causa de los defectos en el metabolismo de la glucosa, pues el aumento de la visfatina podría ocurrir para compensar la resistencia a la insulina (Khan & Joseph, 2014).Esta hipótesis está reforzada por el hecho de que la administración de visfatina mejora la sensibilidad a la insulina en animales (Yoshino et al., 2011). Sin embargo, es necesario tener cuidado antes de afirmar sobre un posible efecto beneficioso de la visfatina en los seres humanos, teniendo en vista una posible asociación con la aterogénesis, trastornos vasculares e inflamación (Chang et al., 2011).

La infiltración de macrófagos

Estudios recientes han encontrado que la obesidad está ligada a la infiltración de macrófagos en los tejidos tanto en ratas como en seres humanos (Weisberg et al., 2003; Xu et al., 2003; Curat et al., 2004), lo que puede estar relacionado con la resistencia a la insulina y las enfermedades cardiovasculares. Entre los factores asociados con la invasión de los macrófagos puede destacarse la proteína quimiotáctica de monocitos-1 (MCP-1) y el factor inhibidor de la migración de macrófagos (MIF).

El MCP-1 es un potente movilizador de monocitos, cuja expresión es aumentada en la obesidad (Sartipy & Loskutoff, 2003; Takahashi et al., 2003).Varios estudios investigaron los efectos nocivos de esta proteína en el cuerpo, estableciendo la relación de sus niveles y el aumento de las lesiones endoteliales (Yla-Herttuala et al, 1991;.. Takeya et al, 1993), resistencia a la insulina y esteatosis hepática (Kanda et al. , 2006). El MIF, a su vez, regula la acumulación de macrófagos en los tejidos y sus niveles están directamente asociados con el IMC (Skurk et al., 2005). Los niveles sistémicos de MIF están asociados con la resistencia a la insulina y las respuestas inflamatorias (Herder et al., 2006).

Consideraciones finales

La obesidad está vinculada a diversas complicaciones metabólicas, endocrinas y cardiovasculares, las cuales tienen su efecto aumentado en la medida que crece el número de obesos. Sin embargo, la forma cómo el exceso de grasa se relaciona con estas patologías todavía no está clara entre los investigadores. Esta relación se ha elucidado en la medida en que se confirmó que el TA participa en la regulación de la ingestión de alimentos, gasto de energía, metabolismo del sustrato y diversos procesos fisiológicos través de sus productos endocrinos, paracrinos y autocrinos, llamados de adipocinas. Sin embargo, a pesar de que se han identificado varias adipocinas, aún se requieren amplias evaluaciones para definir con precisión sus efectos fisiológicos. Trabajos futuros esclarecerán los mecanismos de asociación entre la acumulación de grasa y ciertas enfermedades, por lo que será posible emplear métodos más precisos para el tratamiento de las consecuencias perjudiciales de la obesidad y el sobrepeso.

La secreción de adipocinas, así como otras características metabólicas, pueden ayudar a explicar la diferencia entre los efectos de la acumulación de grasas en varias regiones del cuerpo. El TA visceral tiene mayor actividad metabólica, siendo más sensible a la acción de las catecolaminas y las beta-agonistas y más resistentes a la acción de la insulina. Además, el TA visceral entrega grasa directamente al hígado a través de la vena porta, lo que puede agravar las lesiones en este órgano y causar efectos adversos en los lípidos de la sangre. El TA visceral segrega mayores cantidades de adipocinas vinculados a las respuestas inflamatorias, tales como la resistina, angiotensina I, PAI-1, CRP, IL-6, siguiendo por el TA subcutáneo abdominal y finalmente por el TA subcutáneo de la región glútea y femoral abdominal y glúteo-femoral. (Hermsdorff & Monteiro, 2004). Ya la ASP y la leptina son secretadas en mayores cantidades por el TA subcutáneo abdominal y glúteo-femoral .Esta diferencia en la actividad es probablemente el origen de las consecuencias metabólicas de acumularse grasa en diferentes compartimientos.

El ejercicio se recomienda comúnmente para promover cambios positivos en la salud de las personas obesas, lo que puede conducir a la sugerencia de que el mismo tiene efecto directo sobre la secreción de adipocinas. Sin embargo, una revisión de la literatura revela que el papel del ejercicio en los niveles de adiponectina es indirecto, mediado por los cambios en el balance de energía, en términos agudos, y la pérdida de peso en términos crónicos (Berggren et al., 2005). Por lo tanto, el ejercicio sólo será eficaz en el control de adipocinas en la medida en que es eficaz para promover la pérdida de grasa.

☐

Referencias bibliográficas

Arita Y, Kihara S, Ouchi N, Takahashi M, Maeda K, Miyagawa J, Hotta K, Shimomura I, Nakamura T, Miyaoka K, Kuriyama H, Nishida M, Yamashita S, Okubo K, Matsubara K, Muraguchi M, Ohmoto Y, Funahashi T & Matsuzawa Y. (1999). Paradoxical decrease of an adipose-specific protein, adiponectin, in obesity. *Biochem Biophys Res Commun* **257,** 79-83.

Baldo A, Sniderman AD, St-Luce S, Avramoglu RK, Maslowska M, Hoang B, Monge JC, Bell A, Mulay S & Cianflone K. (1993). The adipsin-acylation stimulating protein system and regulation of intracellular triglyceride synthesis. *J Clin Invest* **92,** 1543-1547.

Bastard JP, Jardel C, Bruckert E, Blondy P, Capeau J, Laville M, Vidal H & Hainque B. (2000). Elevated levels of interleukin 6 are reduced in serum and subcutaneous adipose tissue of obese women after weight loss. *J Clin Endocrinol Metab* **85,** 3338-3342.

Bastard JP, Maachi M, Van Nhieu JT, Jardel C, Bruckert E, Grimaldi A, Robert JJ, Capeau J & Hainque B. (2002). Adipose tissue IL-6 content correlates with resistance to insulin activation of glucose uptake both in vivo and in vitro. *J Clin Endocrinol Metab* **87,** 2084-2089.

Beltowski J. (2003). Adiponectin and resistin--new hormones of white adipose tissue. *Med Sci Monit* **9,** RA55-61.

Berggren JR, Hulver MW & Houmard JA. (2005). Fat as an endocrine organ: influence of exercise. *J Appl Physiol* **99,** 757-764.

Buettner R, Newgard CB, Rhodes CJ & O'Doherty RM. (2000). Correction of diet-induced hyperglycemia, hyperinsulinemia, and skeletal muscle insulin resistance by moderate hyperleptinemia. *Am J Physiol Endocrinol Metab* **278,** E563-569.

Chaldakov GN, Stankulov IS, Hristova M & Ghenev PI. (2003). Adipobiology of disease: adipokines and adipokine-targeted pharmacology. *Curr Pharm Des* **9,** 1023-1031.

Chang YH, Chang DM, Lin KC, Shin SJ & Lee YJ. (2011). Visfatin in overweight/obesity, type 2 diabetes mellitus, insulin resistance, metabolic syndrome and cardiovascular diseases: a meta-analysis and systemic review. *Diabetes Metab Res Rev* **27,** 515-527.

Cianflone K, Maslowska M & Sniderman AD. (1999). Acylation stimulating protein (ASP), an adipocyte autocrine: new directions. *Semin Cell Dev Biol* **10,** 31-41.

Combs TP, Berg AH, Rajala MW, Klebanov S, Iyengar P, Jimenez-Chillaron JC, Patti ME, Klein SL, Weinstein RS & Scherer PE. (2003). Sexual differentiation, pregnancy, calorie restriction, and aging affect the adipocyte-specific secretory protein adiponectin. *Diabetes* **52,** 268-276.

Correia ML, Morgan DA, Sivitz WI, Mark AL & Haynes WG. (2001). Leptin acts in the central nervous system to produce dose-dependent changes in arterial pressure. *Hypertension* **37,** 936-942.

Crandall DL, Herzlinger HE, Saunders BD, Armellino DC & Kral JG. (1994). Distribution of angiotensin II receptors in rat and human adipocytes. *J Lipid Res* **35,** 1378-1385.

Curat CA, Miranville A, Sengenes C, Diehl M, Tonus C, Busse R & Bouloumie A. (2004). From blood monocytes to adipose tissue-resident macrophages: induction of diapedesis by human mature adipocytes. *Diabetes* **53,** 1285-1292.

del Aguila LF, Claffey KP & Kirwan JP. (1999). TNF-alpha impairs insulin signaling and insulin stimulation of glucose uptake in C2C12 muscle cells. *Am J Physiol* **276,** E849-855.

Ehrhart-Bornstein M, Lamounier-Zepter V, Schraven A, Langenbach J, Willenberg HS, Barthel A, Hauner H, McCann SM, Scherbaum WA & Bornstein SR. (2003). Human adipocytes secrete mineralocorticoid-releasing factors. *Proc Natl Acad Sci U S A* **100,** 14211-14216.

Engeli S, Schling P, Gorzelniak K, Boschmann M, Janke J, Ailhaud G, Teboul M, Massiera F & Sharma AM. (2003). The adipose-tissue renin-angiotensin-aldosterone system: role in the metabolic syndrome? *Int J Biochem Cell Biol* **35,** 807-825.

Fain JN, Madan AK, Hiler ML, Cheema P & Bahouth SW. (2004). Comparison of the release of adipokines by adipose tissue, adipose tissue matrix, and adipocytes from visceral and subcutaneous abdominal adipose tissues of obese humans. *Endocrinology* **145,** 2273-2282.

Faraj M, Havel PJ, Phelis S, Blank D, Sniderman AD & Cianflone K. (2003). Plasma acylation-stimulating protein, adiponectin, leptin, and ghrelin before and after weight loss induced by gastric bypass surgery in morbidly obese subjects. *J Clin Endocrinol Metab* **88,** 1594-1602.

Fernandez-Real JM & Ricart W. (2003). Insulin resistance and chronic cardiovascular inflammatory syndrome. *Endocr Rev* **24,** 278-301.

Fried SK, Bunkin DA & Greenberg AS. (1998). Omental and subcutaneous adipose tissues of obese subjects release interleukin-6:

depot difference and regulation by glucocorticoid. *J Clin Endocrinol Metab* **83,** 847-850.

Fruebis J, Tsao TS, Javorschi S, Ebbets-Reed D, Erickson MR, Yen FT, Bihain BE & Lodish HF. (2001). Proteolytic cleavage product of 30-kDa adipocyte complement-related protein increases fatty acid oxidation in muscle and causes weight loss in mice. *Proc Natl Acad Sci U S A* **98,** 2005-2010.

Frystyk J, Berne C, Berglund L, Jensevik K, Flyvbjerg A & Zethelius B. (2007). Serum adiponectin is a predictor of coronary heart disease: a population-based 10-year follow-up study in elderly men. *J Clin Endocrinol Metab* **92,** 571-576.

Fukuhara A, Matsuda M, Nishizawa M, Segawa K, Tanaka M, Kishimoto K, Matsuki Y, Murakami M, Ichisaka T, Murakami H, Watanabe E, Takagi T, Akiyoshi M, Ohtsubo T, Kihara S, Yamashita S, Makishima M, Funahashi T, Yamanaka S, Hiramatsu R, Matsuzawa Y & Shimomura I. (2005). Visfatin: a protein secreted by visceral fat that mimics the effects of insulin. *Science* **307,** 426-430.

Funahashi T, Nakamura T, Shimomura I, Maeda K, Kuriyama H, Takahashi M, Arita Y, Kihara S & Matsuzawa Y. (1999). Role of adipocytokines on the pathogenesis of atherosclerosis in visceral obesity. *Intern Med* **38,** 202-206.

Gimeno RE & Klaman LD. (2005). Adipose tissue as an active endocrine organ: recent advances. *Curr Opin Pharmacol* **5,** 122-128.

Gomez-Ambrosi J & Fruhbeck G. (2001). Do resistin and resistin-like molecules also link obesity to inflammatory diseases? *Ann Intern Med* **135,** 306-307.

Grau GE & Lou J. (1993). TNF in vascular pathology: the importance of platelet-endothelium interactions. *Res Immunol* **144,** 355-363.

Guerre-Millo M. (2004). Adipose tissue and adipokines: for better or worse. *Diabetes Metab* **30,** 13-19.

Herder C, Kolb H, Koenig W, Haastert B, Muller-Scholze S, Rathmann W, Holle R, Thorand B & Wichmann HE. (2006). Association of systemic concentrations of macrophage migration inhibitory factor with impaired glucose tolerance and type 2 diabetes: results from the Cooperative Health Research in the Region of Augsburg, Survey 4 (KORA S4). *Diabetes Care* **29,** 368-371.

Hermsdorff HH & Monteiro JB. (2004). [Visceral, subcutaneous or intramuscular fat: where is the problem?]. *Arq Bras Endocrinol Metabol* **48,** 803-811.

Hotamisligil GS. (2000). Molecular mechanisms of insulin resistance and the role of the adipocyte. *Int J Obes Relat Metab Disord* **24 Suppl 4,** S23-27.

Hotamisligil GS, Murray DL, Choy LN & Spiegelman BM. (1994). Tumor necrosis factor alpha inhibits signaling from the insulin receptor. *Proc Natl Acad Sci U S A* **91,** 4854-4858.

Hotamisligil GS, Shargill NS & Spiegelman BM. (1993). Adipose expression of tumor necrosis factor-alpha: direct role in obesity-linked insulin resistance. *Science* **259,** 87-91.

Hotta K, Funahashi T, Arita Y, Takahashi M, Matsuda M, Okamoto Y, Iwahashi H, Kuriyama H, Ouchi N, Maeda K, Nishida M, Kihara S, Sakai N, Nakajima T, Hasegawa K, Muraguchi M, Ohmoto Y, Nakamura T, Yamashita S, Hanafusa T & Matsuzawa Y. (2000).

Plasma concentrations of a novel, adipose-specific protein, adiponectin, in type 2 diabetic patients. *Arterioscler Thromb Vasc Biol* **20,** 1595-1599.

Huan JN, Li J, Han Y, Chen K, Wu N & Zhao AZ. (2003). Adipocyte-selective reduction of the leptin receptors induced by antisense RNA leads to increased adiposity, dyslipidemia, and insulin resistance. *J Biol Chem* **278,** 45638-45650.

Janke J, Engeli S, Gorzelniak K, Luft FC & Sharma AM. (2002). Resistin gene expression in human adipocytes is not related to insulin resistance. *Obes Res* **10,** 1-5.

Jones BH, Standridge MK, Taylor JW & Moustaid N. (1997). Angiotensinogen gene expression in adipose tissue: analysis of obese models and hormonal and nutritional control. *Am J Physiol* **273,** R236-242.

Juhan-Vague I, Alessi MC, Mavri A & Morange PE. (2003). Plasminogen activator inhibitor-1, inflammation, obesity, insulin resistance and vascular risk. *J Thromb Haemost* **1,** 1575-1579.

Kalant D, Phelis S, Fielding BA, Frayn KN, Cianflone K & Sniderman AD. (2000). Increased postprandial fatty acid trapping in subcutaneous adipose tissue in obese women. *J Lipid Res* **41,** 1963-1968.

Kanaya AM, Harris T, Goodpaster BH, Tylavsky F & Cummings SR. (2004). Adipocytokines attenuate the association between visceral adiposity and diabetes in older adults. *Diabetes Care* **27,** 1375-1380.

Kanda H, Tateya S, Tamori Y, Kotani K, Hiasa K, Kitazawa R, Kitazawa S, Miyachi H, Maeda S, Egashira K & Kasuga M. (2006). MCP-1 contributes to macrophage infiltration into adipose tissue, insulin resistance, and hepatic steatosis in obesity. *J Clin Invest* **116,** 1494-1505.

Karlsson C, Lindell K, Ottosson M, Sjostrom L, Carlsson B & Carlsson LM. (1998). Human adipose tissue expresses angiotensinogen and enzymes required for its conversion to angiotensin II. *J Clin Endocrinol Metab* **83,** 3925-3929.

Kershaw EE & Flier JS. (2004). Adipose tissue as an endocrine organ. *J Clin Endocrinol Metab* **89,** 2548-2556.

Khan M & Joseph F. (2014). Adipose tissue and adipokines: the association with and application of adipokines in obesity. *Scientifica (Cairo)* **2014,** 328592.

Kopp HP, Kopp CW, Festa A, Krzyzanowska K, Kriwanek S, Minar E, Roka R & Schernthaner G. (2003). Impact of weight loss on inflammatory proteins and their association with the insulin resistance syndrome in morbidly obese patients. *Arterioscler Thromb Vasc Biol* **23,** 1042-1047.

Libby P, Ridker PM & Maseri A. (2002). Inflammation and atherosclerosis. *Circulation* **105,** 1135-1143.

Lissner L, Karlsson C, Lindroos AK, Sjostrom L, Carlsson B, Carlsson L & Bengtsson C. (1999). Birth weight, adulthood BMI, and subsequent weight gain in relation to leptin levels in Swedish women. *Obes Res* **7,** 150-154.

Lyon CJ, Law RE & Hsueh WA. (2003). Minireview: adiposity, inflammation, and atherogenesis. *Endocrinology* **144,** 2195-2200.

Maeda K, Okubo K, Shimomura I, Funahashi T, Matsuzawa Y & Matsubara K. (1996). cDNA cloning and expression of a novel adipose specific collagen-like factor, apM1 (AdiPose Most abundant Gene transcript 1). *Biochem Biophys Res Commun* **221,** 286-289.

Maeda N, Takahashi M, Funahashi T, Kihara S, Nishizawa H, Kishida K, Nagaretani H, Matsuda M, Komuro R, Ouchi N, Kuriyama H, Hotta K, Nakamura T, Shimomura I & Matsuzawa Y. (2001). PPARgamma ligands increase expression and plasma concentrations of adiponectin, an adipose-derived protein. *Diabetes* **50,** 2094-2099.

Maini RN, Brennan FM, Williams R, Chu CQ, Cope AP, Gibbons D, Elliott M & Feldmann M. (1993). TNF-alpha in rheumatoid arthritis and prospects of anti-TNF therapy. *Clin Exp Rheumatol* **11 Suppl 8,** S173-175.

Manco M, Fernandez-Real JM, Equitani F, Vendrell J, Valera Mora ME, Nanni G, Tondolo V, Calvani M, Ricart W, Castagneto M & Mingrone G. (2007). Effect of massive weight loss on inflammatory adipocytokines and the innate immune system in morbidly obese women. *J Clin Endocrinol Metab* **92,** 483-490.

Margetic S, Gazzola C, Pegg GG & Hill RA. (2002). Leptin: a review of its peripheral actions and interactions. *Int J Obes Relat Metab Disord* **26,** 1407-1433.

Massiera F, Bloch-Faure M, Ceiler D, Murakami K, Fukamizu A, Gasc JM, Quignard-Boulange A, Negrel R, Ailhaud G, Seydoux J, Meneton P & Teboul M. (2001). Adipose angiotensinogen is involved in adipose tissue growth and blood pressure regulation. *Faseb J* **15,** 2727-2729.

Mastronardi CA, Yu WH & McCann SM. (2002). Resting and circadian release of nitric oxide is controlled by leptin in male rats. *Proc Natl Acad Sci U S A* **99,** 5721-5726.

Matsuzawa Y, Funahashi T & Nakamura T. (1999). Molecular mechanism of metabolic syndrome X: contribution of adipocytokines adipocyte-derived bioactive substances. *Ann N Y Acad Sci* **892,** 146-154.

Mattevi VS, Zembrzuski VM & Hutz MH. (2002). Association analysis of genes involved in the leptin-signaling pathway with obesity in Brazil. *Int J Obes Relat Metab Disord* **26,** 1179-1185.

Mavri A, Stegnar M, Krebs M, Sentocnik JT, Geiger M & Binder BR. (1999). Impact of adipose tissue on plasma plasminogen activator inhibitor-1 in dieting obese women. *Arterioscler Thromb Vasc Biol* **19,** 1582-1587.

Mertens I & Van Gaal LF. (2002). Obesity, haemostasis and the fibrinolytic system. *Obes Rev* **3,** 85-101.

Mohamed-Ali V, Pinkney JH & Coppack SW. (1998). Adipose tissue as an endocrine and paracrine organ. *Int J Obes Relat Metab Disord* **22,** 1145-1158.

Moller DE. (2000). Potential role of TNF-alpha in the pathogenesis of insulin resistance and type 2 diabetes. *Trends Endocrinol Metab* **11,** 212-217.

Nonogaki K, Fuller GM, Fuentes NL, Moser AH, Staprans I, Grunfeld C & Feingold KR. (1995). Interleukin-6 stimulates hepatic triglyceride secretion in rats. *Endocrinology* **136,** 2143-2149.

Oral EA, Simha V, Ruiz E, Andewelt A, Premkumar A, Snell P, Wagner AJ, DePaoli AM, Reitman ML, Taylor SI, Gorden P & Garg A. (2002). Leptin-replacement therapy for lipodystrophy. *N Engl J Med* **346,** 570-578.

Ouchi N, Kihara S, Arita Y, Maeda K, Kuriyama H, Okamoto Y, Hotta K, Nishida M, Takahashi M, Nakamura T, Yamashita S, Funahashi T & Matsuzawa Y. (1999). Novel modulator for endothelial adhesion molecules: adipocyte-derived plasma protein adiponectin. *Circulation* **100,** 2473-2476.

Ouchi N, Ohishi M, Kihara S, Funahashi T, Nakamura T, Nagaretani H, Kumada M, Ohashi K, Okamoto Y, Nishizawa H, Kishida K, Maeda N, Nagasawa A, Kobayashi H, Hiraoka H, Komai N, Kaibe M, Rakugi H, Ogihara T & Matsuzawa Y. (2003). Association of hypoadiponectinemia with impaired vasoreactivity. *Hypertension* **42,** 231-234.

Rajala MW, Obici S, Scherer PE & Rossetti L. (2003). Adipose-derived resistin and gut-derived resistin-like molecule-beta selectively impair insulin action on glucose production. *J Clin Invest* **111,** 225-230.

Rajala MW & Scherer PE. (2003). Minireview: The adipocyte--at the crossroads of energy homeostasis, inflammation, and atherosclerosis. *Endocrinology* **144,** 3765-3773.

Raji A, Seely EW, Arky RA & Simonson DC. (2001). Body fat distribution and insulin resistance in healthy Asian Indians and Caucasians. *J Clin Endocrinol Metab* **86,** 5366-5371.

Rexrode KM, Pradhan A, Manson JE, Buring JE & Ridker PM. (2003). Relationship of total and abdominal adiposity with CRP and IL-6 in women. *Ann Epidemiol* **13,** 674-682.

Ronti T, Lupattelli G & Mannarino E. (2006). The endocrine function of adipose tissue: an update. *Clin Endocrinol (Oxf)* **64,** 355-365.

Ruan H, Miles PD, Ladd CM, Ross K, Golub TR, Olefsky JM & Lodish HF. (2002). Profiling gene transcription in vivo reveals adipose tissue as an immediate target of tumor necrosis factor-alpha: implications for insulin resistance. *Diabetes* **51,** 3176-3188.

Saleh J, Summers LK, Cianflone K, Fielding BA, Sniderman AD & Frayn KN. (1998). Coordinated release of acylation stimulating protein (ASP) and triacylglycerol clearance by human adipose tissue in vivo in the postprandial period. *J Lipid Res* **39,** 884-891.

Sartipy P & Loskutoff DJ. (2003). Monocyte chemoattractant protein 1 in obesity and insulin resistance. *Proc Natl Acad Sci U S A* **100,** 7265-7270.

Savage DB, Sewter CP, Klenk ES, Segal DG, Vidal-Puig A, Considine RV & O'Rahilly S. (2001). Resistin / Fizz3 expression in relation to obesity and peroxisome proliferator-activated receptor-gamma action in humans. *Diabetes* **50,** 2199-2202.

Schafer K, Fujisawa K, Konstantinides S & Loskutoff DJ. (2001). Disruption of the plasminogen activator inhibitor 1 gene reduces the adiposity and improves the metabolic profile of genetically obese and diabetic ob/ob mice. *Faseb J* **15,** 1840-1842.

Schaffler A, Ehling A, Neumann E, Herfarth H, Tarner I, Scholmerich J, Muller-Ladner U & Gay S. (2003). Adipocytokines in synovial fluid. *Jama* **290,** 1709-1710.

Scherer PE, Williams S, Fogliano M, Baldini G & Lodish HF. (1995). A novel serum protein similar to C1q, produced exclusively in adipocytes. *J Biol Chem* **270,** 26746-26749.

Senn JJ, Klover PJ, Nowak IA & Mooney RA. (2002). Interleukin-6 induces cellular insulin resistance in hepatocytes. *Diabetes* **51,** 3391-3399.

Shek EW, Brands MW & Hall JE. (1998). Chronic leptin infusion increases arterial pressure. *Hypertension* **31,** 409-414.

Skurk T, Herder C, Kraft I, Muller-Scholze S, Hauner H & Kolb H. (2005). Production and release of macrophage migration inhibitory factor from human adipocytes. *Endocrinology* **146,** 1006-1011.

Stenlof K, Wernstedt I, Fjallman T, Wallenius V, Wallenius K & Jansson JO. (2003). Interleukin-6 levels in the central nervous system are negatively correlated with fat mass in overweight/obese subjects. *J Clin Endocrinol Metab* **88,** 4379-4383.

Steppan CM, Bailey ST, Bhat S, Brown EJ, Banerjee RR, Wright CM, Patel HR, Ahima RS & Lazar MA. (2001). The hormone resistin links obesity to diabetes. *Nature* **409,** 307-312.

Takahashi K, Mizuarai S, Araki H, Mashiko S, Ishihara A, Kanatani A, Itadani H & Kotani H. (2003). Adiposity elevates plasma MCP-1 levels leading to the increased CD11b-positive monocytes in mice. *J Biol Chem* **278,** 46654-46660.

Takeya M, Yoshimura T, Leonard EJ & Takahashi K. (1993). Detection of monocyte chemoattractant protein-1 in human atherosclerotic lesions by an anti-monocyte chemoattractant protein-1 monoclonal antibody. *Hum Pathol* **24,** 534-539.

Trayhurn P & Wood IS. (2005). Signalling role of adipose tissue: adipokines and inflammation in obesity. *Biochem Soc Trans* **33,** 1078-1081.

Ukkola O & Santaniemi M. (2002). Adiponectin: a link between excess adiposity and associated comorbidities? *J Mol Med* **80,** 696-702.

Uysal KT, Wiesbrock SM, Marino MW & Hotamisligil GS. (1997). Protection from obesity-induced insulin resistance in mice lacking TNF-alpha function. *Nature* **389,** 610-614.

Van Harmelen V, Reynisdottir S, Cianflone K, Degerman E, Hoffstedt J, Nilsell K, Sniderman A & Arner P. (1999). Mechanisms involved in the regulation of free fatty acid release from isolated human fat cells by acylation-stimulating protein and insulin. *J Biol Chem* **274,** 18243-18251.

Vettor R, Vicennati V, Gambineri A, Pagano C, Calzoni F & Pasquali R. (1997). Leptin and the hypothalamic-pituitary-adrenal axis activity in women with different obesity phenotypes. *Int J Obes Relat Metab Disord* **21,** 708-711.

Wallenius K, Wallenius V, Sunter D, Dickson SL & Jansson JO. (2002). Intracerebroventricular interleukin-6 treatment decreases body fat in rats. *Biochem Biophys Res Commun* **293,** 560-565.

Weisberg SP, McCann D, Desai M, Rosenbaum M, Leibel RL & Ferrante AW, Jr. (2003). Obesity is associated with macrophage accumulation in adipose tissue. *J Clin Invest* **112,** 1796-1808.

Weyer C, Funahashi T, Tanaka S, Hotta K, Matsuzawa Y, Pratley RE & Tataranni PA. (2001). Hypoadiponectinemia in obesity and type 2 diabetes: close association with insulin resistance and hyperinsulinemia. *J Clin Endocrinol Metab* **86,** 1930-1935.

Xu H, Barnes GT, Yang Q, Tan G, Yang D, Chou CJ, Sole J, Nichols A, Ross JS, Tartaglia LA & Chen H. (2003). Chronic inflammation in fat plays a crucial role in the development of obesity-related insulin resistance. *J Clin Invest* **112,** 1821-1830.

Yamauchi T, Kamon J, Waki H, Imai Y, Shimozawa N, Hioki K, Uchida S, Ito Y, Takakuwa K, Matsui J, Takata M, Eto K, Terauchi Y, Komeda K, Tsunoda M, Murakami K, Ohnishi Y, Naitoh T, Yamamura K, Ueyama Y, Froguel P, Kimura S, Nagai R & Kadowaki T. (2003). Globular adiponectin protected ob/ob mice from diabetes and ApoE-deficient mice from atherosclerosis. *J Biol Chem* **278,** 2461-2468.

Yamauchi T, Kamon J, Waki H, Terauchi Y, Kubota N, Hara K, Mori Y, Ide T, Murakami K, Tsuboyama-Kasaoka N, Ezaki O, Akanuma Y, Gavrilova O, Vinson C, Reitman ML, Kagechika H, Shudo K, Yoda M, Nakano Y, Tobe K, Nagai R, Kimura S, Tomita M, Froguel P & Kadowaki T. (2001). The fat-derived hormone adiponectin reverses insulin resistance associated with both lipoatrophy and obesity. *Nat Med* **7,** 941-946.

Yang WS, Lee WJ, Funahashi T, Tanaka S, Matsuzawa Y, Chao CL, Chen CL, Tai TY & Chuang LM. (2001). Weight reduction increases plasma levels of an adipose-derived anti-inflammatory protein, adiponectin. *J Clin Endocrinol Metab* **86,** 3815-3819.

Yki-Jarvinen H. (2002). Ectopic fat accumulation: an important cause of insulin resistance in humans. *J R Soc Med* **95 Suppl 42,** 39-45.

Yla-Herttuala S, Lipton BA, Rosenfeld ME, Sarkioja T, Yoshimura T, Leonard EJ, Witztum JL & Steinberg D. (1991). Expression of monocyte chemoattractant protein 1 in macrophage-rich areas of human and rabbit atherosclerotic lesions. *Proc Natl Acad Sci U S A* **88,** 5252-5256.

Yokota T, Oritani K, Takahashi I, Ishikawa J, Matsuyama A, Ouchi N, Kihara S, Funahashi T, Tenner AJ, Tomiyama Y & Matsuzawa Y. (2000). Adiponectin, a new member of the family of soluble defense collagens, negatively regulates the growth of myelomonocytic progenitors and the functions of macrophages. *Blood* **96,** 1723-1732.

Yoshino J, Mills KF, Yoon MJ & Imai S. (2011). Nicotinamide mononucleotide, a key NAD(+) intermediate, treats the pathophysiology of diet- and age-induced diabetes in mice. *Cell Metab* **14,** 528-536.

Yudkin JS, Eringa E & Stehouwer CD. (2005). "Vasocrine" signalling from perivascular fat: a mechanism linking insulin resistance to vascular disease. *Lancet* **365,** 1817-1820.

Zahorska-Markiewicz B, Janowska J, Olszanecka-Glinianowicz M & Zurakowski A. (2000). Serum concentrations of TNF-alpha and soluble TNF-alpha receptors in obesity. *Int J Obes Relat Metab Disord* **24,** 1392-1395.

Zhang Y, Proenca R, Maffei M, Barone M, Leopold L & Friedman JM. (1994). Positional cloning of the mouse obese gene and its human homologue. *Nature* **372,** 425-432.

Enfoques utilizados para la comprensión y la prescripción de ejercicios dirigidos a la pérdida de peso

Observando la forma con que se ha propuesto la prescripción de ejercicios para bajar de peso, es posible notar ciertos patrones que se pueden clasificar como modelos o enfoques. Para beneficiar nuestra comprensión, ayudar a interpretar el éxito o el fracaso de ciertas prácticas y facilitar principalmente la propuesta de prácticas más eficientes, una descripción de los modelos es necesaria, con la presentación y el análisis de sus recomendaciones teóricas y prácticas.

La nomenclatura y la descripción de los modelos usados comúnmente para la comprensión y la prescripción de actividades centradas en la pérdida de peso (metabólico y matemático) son extremadamente similares a las utilizadas por Santos, la cual fue presentada por primera vez en 1999 y puede ser vista en una publicación posterior (Santos, 2007). Aunque Santos y el autor de este libro han producido análisis similares de forma independiente, el crédito se debe dar a Santos, pues sus publicaciones y teorías fueron divulgadas cerca de un o dos años antes. Por lo tanto, los modelos de clasificación, llamados aquí enfoques, se basan en el original de manera que los créditos están asociados de forma justa a quien primero tuvo la idea.

Enfoque metabólico

Hace poco más de dos décadas, varios investigadores promovieron ejercicios aeróbicos como la estrategia más eficaz para reducir el exceso de grasa corporal (Hill, 1992; Wilmore & Costill, 2001). Esta afirmación se basa en el hecho de que los ejercicios de baja intensidad y larga duración utilicen grasas como fuente primaria de energía para la resíntesis del ATP (Holloszy & Coyle, 1984; Romijn et al., 1993; Brooks & Mercier, 1994).

Como se ha visto anteriormente la vía energética utilizada en una actividad dependerá de su intensidad y duración. Procesos que generan ATP tienen diferentes velocidades, siendo la fosforilación de ADP por la fosfocreatina el más rápido, y la síntesis de ATP por la fosforilación oxidativa resultante de la oxidación de los ácidos grasos, la más lenta (Marzocco & Torres, 1999). A pesar de la creatina fosfato permitir la rápida resíntesis de ATP, ella es capaz de satisfacer la demanda de energía por apenas pocos segundos, exigiendo reacciones adicionales para que el ejercicio continúe, como la descomposición anaerobia de la glucosa y el uso de metabolismo aeróbico.

Además, cuando los músculos se contraen de una forma intensa, la cantidad de oxígeno en la célula no es suficiente para oxidar la gran cantidad del NADH formado, por lo que el NAD^+ pasa a ser generado por la reducción del piruvato al lactato, haciendo que la resíntesis de ATP-dependiente básicamente de la glucólisis anaeróbica. Por lo tanto, cuanto mayor sea la intensidad de la actividad, más rápida será la necesidad de obtener energía y consecuentemente menor será la degradación de la grasa durante su realización. Por otro lado, en ejercicios prolongados de baja intensidad, los lípidos pueden suministrar casi toda la energía necesaria.

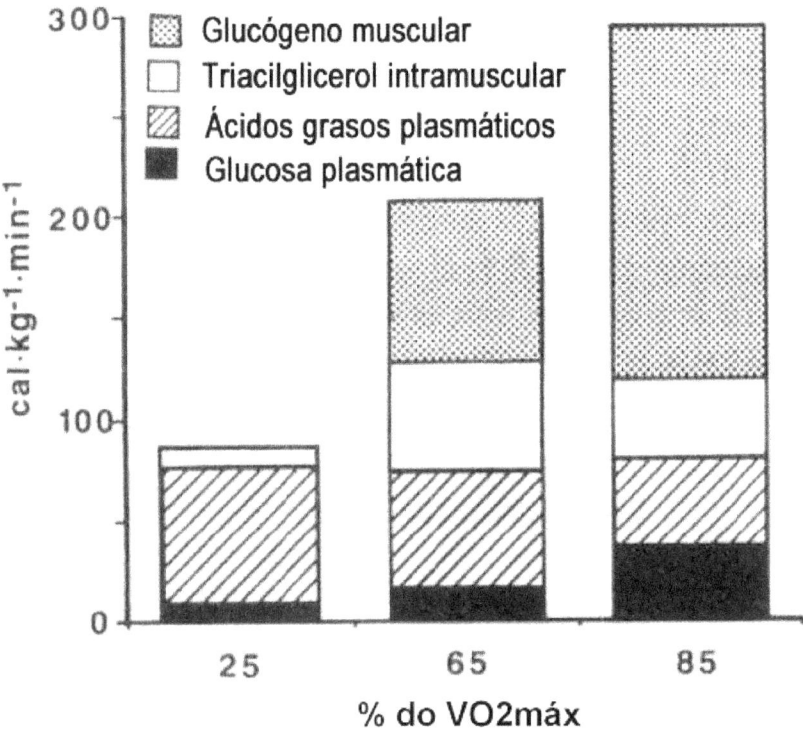

Figura 2: Contribución de la energía proveniente de diversas fuentes, después de 30 minutos de actividad física en diferentes intensidades (Romijn et al., 1993)

En reposo, alrededor del 60% de la energía es derivada de la oxidación de lípidos (Brooks & Mercier, 1994; van Loon et al., 2001). Durante la práctica de ejercicios a un 25% del VO_2máx se pueden aumentar hasta cinco veces los niveles de ácidos grasos libres en el plasma y cerca del 90% de la energía utilizada vendrá del metabolismo de los lípidos (Romijn et al., 1993; Klein et al., 1996). De acuerdo con estudios anteriores, la participación de las grasas se reduce al 50% cuando la intensidad alcanza 65% de VO_2máx y a partir de esa intensidad hay un cambio predominante en la utilización de las grasas para los carbohidratos (Romijn et al., 1993; Brooks & Mercier, 1994; van Loon et al., 2001), ocurriendo el concepto de *crossover* propuestos por Brooks & Mercier (Brooks & Mercier,

1994). Al 85% de VO_2máx se estima que la energía que se obtiene de las grasas contribuyan con sólo el 25-30% de los gastos de energía (Romijn et al., 1993) valor insignificante comparado al 90% de VO_2máx (Achten et al., 2002) (Figuras 2 y 3).

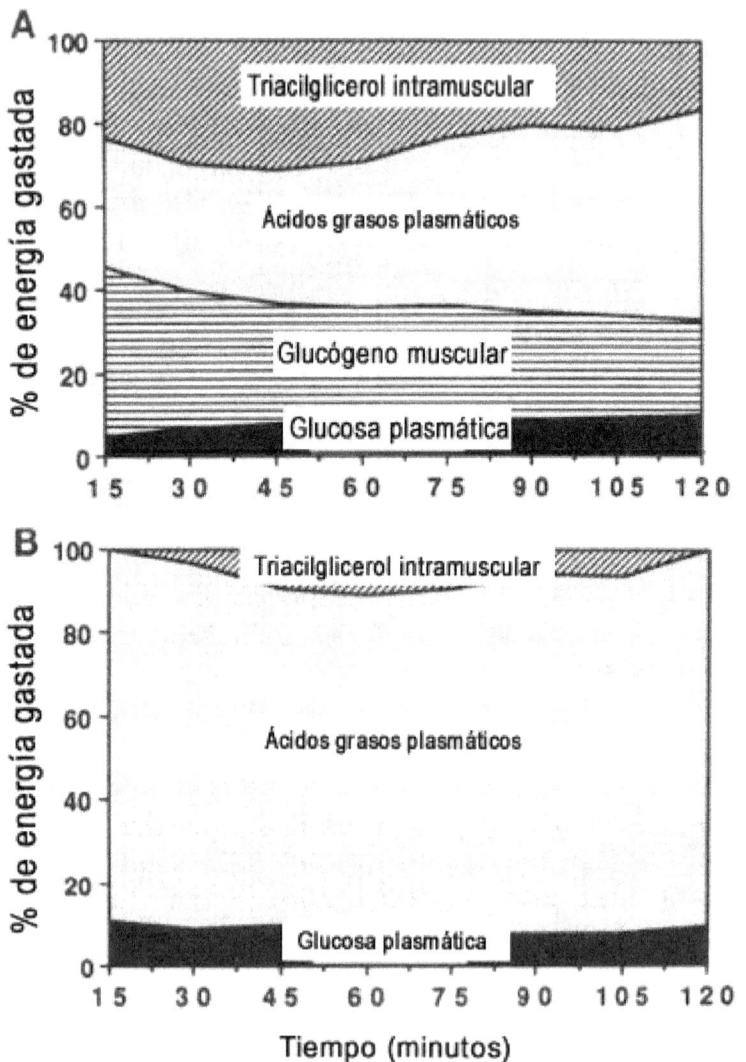

Figura 3: La contribución relativa de los sustratos para la producción de energía durante 120 minutos de cicloergometro al 65% (A) y 25% (B) VO_2máx (adaptado de Romijn et al., 1993)

Se ve entonces que, en términos relativos, las intensidades más bajas se asocian con una mayor utilización de las grasas. Ya en términos absolutos, en el estudio de Romijn et al. (1993) encontraron una oxidación de 26,8 μmol/kg.min a 25% del VO_2máx, con el valor subiendo para 42,8 μmol/kg.min al 65% del VO_2máx y cayendo para 29,6 VO_2máx a 85% del VO_2máx, lo que corresponde aproximadamente a 6, 9 y 6 veces la oxidación de las grasas en reposo respectivamente. Posteriormente, Achten et al. (2002) estudiaron diferentes intensidades de ejercicio en ciclistas moderadamente entrenados para definir cual promueve la mayor tasa absoluta de oxidación de grasas y encontró resultados similares a Romijn et al. (1993). Por lo tanto, los resultados de estudios anteriores han demostrado que la curva de oxidación de grasas en función de la intensidad del ejercicio se comporta como una parábola, según lo propuesto por van Loon et al. (2001). En el estudio de Achten et al. (2002), por ejemplo, hubo aumento en la oxidación de grasas concomitante al aumento de la intensidad, alcanzando un máximo de (0,60 g/min) a 64% del VO_2máx (variación de 55% al 72%), lo que correspondía a alrededor del 75% de la FCmáx (variación de 68-79%). Tras alcanzar el pico máximo, la contribución de la oxidación de la grasa al consumo de energía disminuyó considerablemente, llegando a ser insignificante en el 89% de VO_2máx (rango entre 71 y 99%), o sea el 92% de la FCmáx (rango del 84 al 98) (Figura 4).

Cabe señalar que los estudios de Achten et al. (2002) y Romjin et al. (1993) fueron realizados con personas entrenadas. Como el punto de la oxidación máximo de la grasa parece coincidir con el umbral de lactato (Achten & Jeukendrup, 2004), es importante recordar que los valores en las personas sedentarias son diferentes en relación a las personas entrenadas. En consecuencia, Venables et al. (2005) realizaron un estudio para ver si los resultados encontrados en hombres entrenados se aplicarían a un grupo heterogéneo, compuesto por 157 hombres y 143 mujeres. Los análisis de Venables comprobaron una cinética similar a los estudios realizados con personas entrenadas, sin embargo, los valores absolutos son diferentes. El valor máximo de oxidación de grasas fue de 0,46 g / min o el equivalente a 7,8 mg/kgMM.min y se produjo en el 48% del VO$_2$máx, o el 62% de la FCmáx, muy por debajo de los valores encontrados previamente en atletas por los investigadores del mismo grupo (Achten et al., 2002).

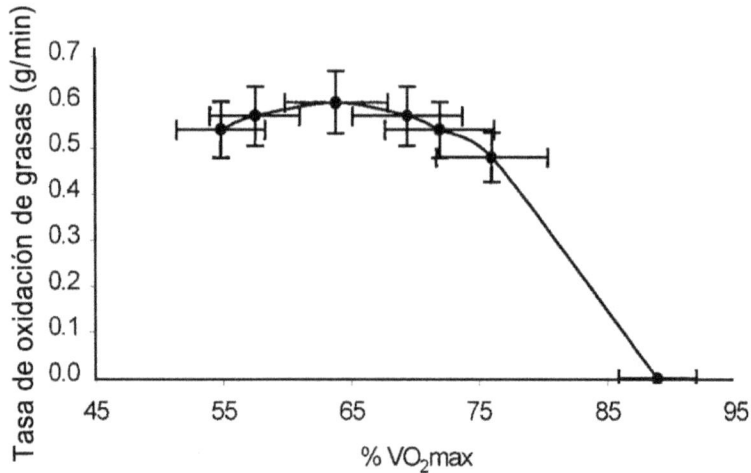

Figura 4: Las tasas de oxidación de grasas en diferentes intensidades. (Achten et al., 2002).

Los análisis de Venables et al. (2005) mostraron grandes variaciones individuales en la tasa de oxidación de las grasas, incluso cuando el ejercicio se realiza con la misma intensidad, lo que ya había sido verificado previamente por Helge et al. (1999) y Goedecke et al. (2000). Así que la pregunta sobre el punto máximo de oxidación de las grasas debe ser analizada individualmente, siendo difícil encontrar valores generales.

En resumen, los estudios son concluyentes al afirmar que, conforme la intensidad aumenta, mejora la contribución relativa de hidratos de carbono para el fornecimiento de energía y simultáneamente disminuirá la contribución relativa de las grasas. Sin embargo, en términos absolutos, aumenta la oxidación de carbohidratos casi linealmente en proporción al aumento de la intensidad, mientras que la oxidación de grasas seguirá una parábola: aumentará hasta un valor máximo y caerá a partir de ese punto.

En cuanto a la duración del ejercicio, conforme el mismo avanza en duración, hay un ligero aumento en la cantidad de ácidos grasos libres en el plasma (van Loon et al., 2001) y la oxidación de grasas, con disminución de la oxidación de carbohidratos (Ahlborg et al. 1974; Romijn et al., 1993; Klein et al., 1994; Coyle, 2000). También hay un cambio en el origen de los sustratos. Con el progreso del ejercicio, hay una disminución en la contribución del glucógeno muscular y un aumento del uso de la de glucosa en la sangre, ocurriendo una disminución de la glucemia después de 1 a 2 horas (Coyle, 2000), como puede verse en la Figura 5. Esto ocurre, en parte, debido a los cambios hormonales, como el aumento de la liberación de glucagón y la disminución de la insulina por el páncreas y el aumento de las concentraciones plasmáticas de adrenalina y noradrenalina (Brooks & Mercier, 1994;. Maughan et al, 2000; Poderes & Howley, 2000). Otro factor que favorece el uso de las grasas durante el ejercicio prolongado es la degradación de las reservas de hidratos de carbono (Saudek & Felig, 1976;Romijn et al., 1993; Coyle, 2000), que direccionan el metabolismo para preservar ese sustrato.

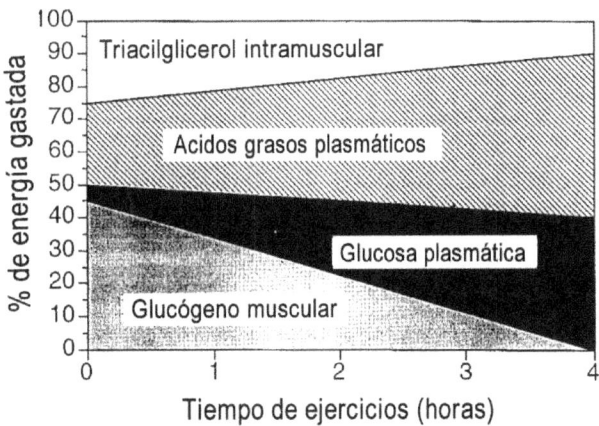

Figura 5: Porcentaje de energía que surge 4 principales sustratos durante el ejercicio prolongado en el 65-75% del VO$_2$máx (Coyle, 2000)

Desde un razonamiento lineal basada en datos como los presentados anteriormente, comenzamos a abogar por el uso de ejercicios de baja intensidad y larga duración como estrategia para maximizar la pérdida de grasa, lo que sugiere que la reserva de energía utilizada en la actividad se refleja necesariamente en una reducción crónica de las reservas de este sustrato. Esta orientación llegó al extremo y ha llevado a muchos profesionales a creer que las actividades intensas no disminuirían el peso corporal porque no oxidan la grasa durante su realización. Al mismo tiempo, surgieron teorías que se han vuelto bastante populares, como la idea de que la oxidación de las grasas comenzaría sólo después de 20 minutos de actividad y por lo tanto, una actividad que tenga como objetivo la pérdida de peso corporal debería necesariamente ser continua y tener un tiempo de duración mayor, así como la prescripción de actividades en ayunas, como discutiremos en el próximo capítulo.

La priorización de la vía aeróbica a través de ejercicios continuos de baja intensidad, y de larga duración (300 minutos por semana, o unos 60 minutos al día) es adoptada por varios autores y por las principales organizaciones de la salud en el mundo (Pate et al., 1995; USDHHS, 1996; Jakicic et al., 2001; Jeukendrup & Achten, 2001; Achten et al., 2002), sin embargo, esta práctica no ha demostrado superioridad sobre otros enfoques.

Durante la duración de la actividad, los ejercicios continuos no se muestran superiores . Schmidt et al. (2001) e Murphy & Hardman (1998), por ejemplo, no se encontraron diferencias significativas en la pérdida de peso y la composición corporal entre los entrenamientos aeróbicos de 30 minutos realizados de forma continua o los divididos en tres sesiones de 10 minutos, derrumbando la hipótesis de que para reducir la grasa corporal, el ejercicio debe ser continuo y tener una duración de más de 20 minutos.

Del mismo modo, un estudio de 18 meses realizado por Jakicic et al. (1999) comparó el efecto de largas y cortas sesiones de ejercicios en la composición corporal de mujeres inicialmente sedentarias. En el experimento, el grupo que realizo los ejercicios en largas sesiones comenzó el entrenamiento con una sesión diaria de 20 minutos y avanzó hasta llegar a 40 min / día. El entrenamiento intermitente tenía el mismo volumen, pero las sesiones se dividieron en entrenamientos de 10 minutos. Los resultados no mostraron diferencias significativas entre los grupos para la pérdida de peso y cambios en la composición corporal.

En cuanto a la baja intensidad, la literatura proporciona estudios longitudinales y transversales que muestran que practicantes de actividades intensas tienen menores cantidades de grasa en comparación con los practicantes de actividades de baja intensidad (Tremblay et al, 1990;. Tremblay et al., 1994; Yoshioka et al., 2001). Otros estudios no han encontrado diferencias entre las distintas intensidades de ejercicio (Ballor et al., 1990;. Duncan et al., 1991; Grediagin et al, 1995;. Jakicic et al, 1999). Sin embargo, no se encontró ningún informe de la superioridad de actividades de baja intensidad y de larga duración, aunque comúnmente se postula que el ejercicio utilizando grasa como sustrato resulta en una mayor pérdida de grasa y que, alternativamente, el ejercicio que promueve una mayor utilización de carbohidratos como sustrato promovería la pérdida de masa corporal magra.

En un estudio de 1984, Gaesser & Rich (1984) compararon los efectos de los entrenamientos de alta o de baja intensidad en 17 hombres sedentarios. Ambos grupos pedalearon a 50 rpm tres veces por semana durante 18 semanas. El grupo de alta intensidad realizó el ejercicio durante 25 minutos a 80-85% del VO_2máx. El entrenamiento de baja intensidad se realizó a 45% del VO_2máx durante 50 minutos. El gasto calórico para las sesiones se estimó en 300 kcal al inicio del estudio, progresando a 350 al final del experimento. Ninguno de los grupos obtuvo una reducción en el peso corporal y la evaluación hidrostática mostró que la pérdida de grasa fue similar.

Ballor et al. (1990) comparó los efectos del entrenamiento en diferentes intensidades en la composición corporal, evaluadas por pesaje hidrostático, de mujeres obesas sometidas a una dieta restrictiva de 1200 kcal / día. Las participantes se ejercitaron tres veces por semana durante ocho semanas a alta intensidad (85% VO_2máx) o baja (42,5% de VO_2máx), la duración de los entrenamientos correspondió a 25 y 50 minutos, respectivamente, y fue calculado para que ambos protocolos produjeran el mismo gasto de energía. A pesar del entrenamiento de baja intensidad ser realizado en la zona de quema de grasa y el de alta intensidad prácticamente no oxidar este sustrato durante su realización, no hubo diferencias en la pérdida de peso y grasa entre los grupos.

En el estudio de Duncan et al. (1991), publicado en el Journal of the American Medical Association (JAMA), el volumen de caminada se mantuvo en el 4,8 km por día, variando sólo la intensidad a lo largo de 24 semanas. La muestra consistió en 102 mujeres sedentarias divididas en 4 grupos: 1) inactivas; 2) caminadas a 4,8 km / h durante 1 hora; 3) caminadas a 6.4 km / h durante 45 minutos; 4) caminadas a 8 km / h durante 36 minutos. Los análisis nutricionales mostraron ausencias de diferencias en los patrones de alimentación entre los grupos. Al final, los resultados mostraron que no hubo diferencias en los cambios de peso y ni de la composición corporal, evaluada por pesaje hidrostática entre los grupos.

En un estudio muy esclarecedor, Grediagin et al. (1995) comparó los efectos de 12 semanas de entrenamiento aeróbicos de dos protocolos diferentes con el mismo gasto de energía (300 kcal). Un grupo hizo ejercicios a 80% del VO_2máx (alta intensidad) y otro al 50% de VO_2máx (baja intensidad). Analizando los datos de Venables et al. (2005), se estima que el 80% del VO_2máx casi toda la energía estaría vinculada a los carbohidratos en mujeres sedentarias, ya que la intensidad al 50% del VO_2máx estaría cerca del punto de máxima quema de grasa. Sin embargo, contrariamente a lo que se predice por el enfoque metabólico, los resultados mostraron que ambos grupos perdieron la misma cantidad de grasa, pero el aumento en la masa corporal magra fueron mayores en el grupo que ejerce al 80% del VO_2máx.

Posteriormente, Jakicic et al. (2003) dividieron 201 mujeres sedentarias con sobrepeso en cuatro grupos de ejercicios: 1) de alta intensidad / largo duración (hasta 186,5 minutos por semana); 2) intensidad moderada / largo duración (hasta 210,8 minutos por semana); 3) intensidad moderada / duración moderada (hasta 177,5 minutos por semana); 4) alta intensidad / duración moderada (hasta 144,3 minutos por semana). El ejercicio orientado con base en la FC máxima y en la percepción subjetiva de esfuerzo se llevó a cabo en sesiones de en lo mínimo, 10 minutos. Al final del estudio, la pérdida de peso fue de 8,9 kg para el grupo de alta intensidad / largo duración; 8,2 kg para el grupo de moderada intensidad / larga duración; 6,3 kg para moderada intensidad / moderada duración y 7,0 kg para alta intensidad / duración moderada, sin diferencias entre los grupos. Sin embargo, solo el análisis del peso corporal no puede reflejar con precisión la pérdida de grasa, teniendo en cuenta que con intensidades más altas puede ocurrir el mantenimiento o incluso la ganancia de la masa corporal con bajo nivel de grasas, como se observa en el grupo de estudio de Grediagin (Grediagin et al. , 1995).

Siguiendo esa tendencia, la mayoría de los estudios no encontró ninguna ventaja en términos de alteraciones en el peso y la composición corporal, para actividades de baja intensidad y larga duración. Por lo tanto, se puede concluir que el análisis de la vía energética utilizada durante la actividad no permite afirmar con precisión que habrá reducción en este sustrato, lo que impide la aplicación del modelo metabólico.

Referencias bibliográficas

Achten J, Gleeson M & Jeukendrup AE. (2002). Determination of the exercise intensity that elicits maximal fat oxidation. *Med Sci Sports Exerc* **34,** 92-97.

Achten J & Jeukendrup AE. (2004). Relation between plasma lactate concentration and fat oxidation rates over a wide range of exercise intensities. *Int J Sports Med* **25,** 32-37.

Ahlborg G, Felig P, Hagenfeldt L, Hendler R & Wahren J. (1974). Substrate turnover during prolonged exercise in man. Splanchnic and leg metabolism of glucose, free fatty acids, and amino acids. *J Clin Invest* **53,** 1080-1090.

Ballor DL, McCarthy JP & Wilterdink EJ. (1990). Exercise intensity does not affect the composition of diet- and exercise-induced body mass loss. *Am J Clin Nutr* **51,** 142-146.

Brooks GA & Mercier J. (1994). Balance of carbohydrate and lipid utilization during exercise: the "crossover" concept. *J Appl Physiol* **76,** 2253-2261.

Coyle EF. (2000). Physical activity as a metabolic stressor. *Am J Clin Nutr* **72,** 512S-520S.

Duncan JJ, Gordon NF & Scott CB. (1991). Women walking for health and fitness. How much is enough? *Jama* **266,** 3295-3299.

Gaesser GA & Rich RG. (1984). Effects of high- and low-intensity exercise training on aerobic capacity and blood lipids. *Med Sci Sports Exerc* **16,** 269-274.

Goedecke JH, St Clair Gibson A, Grobler L, Collins M, Noakes TD & Lambert EV. (2000). Determinants of the variability in respiratory exchange ratio at rest and during exercise in trained athletes. *Am J Physiol Endocrinol Metab* **279,** E1325-1334.

Grediagin A, Cody M, Rupp J, Benardot D & Shern R. (1995). Exercise intensity does not effect body composition change in untrained, moderately overfat women. *J Am Diet Assoc* **95,** 661-665.

Helge JW, Fraser AM, Kriketos AD, Jenkins AB, Calvert GD, Ayre KJ & Storlien LH. (1999). Interrelationships between muscle fibre type, substrate oxidation and body fat. *Int J Obes Relat Metab Disord* **23,** 986-991.

Hill JO. (1992). Physical activity and energy expenditure proceedings: national task force on prevention and treatment of obesity. In *Physical Activity and Obesity Conference-NIDDK*, pp. 60-65.

Holloszy JO & Coyle EF. (1984). Adaptations of skeletal muscle to endurance exercise and their metabolic consequences. *J Appl Physiol* **56,** 831-838.

Jakicic JM, Clark K, Coleman E, Donnelly JE, Foreyt J, Melanson E, Volek J & Volpe SL. (2001). American College of Sports Medicine position stand. Appropriate intervention strategies for weight loss and prevention of weight regain for adults. *Med Sci Sports Exerc* **33,** 2145-2156.

Jakicic JM, Marcus BH, Gallagher KI, Napolitano M & Lang W. (2003). Effect of exercise duration and intensity on weight loss in overweight, sedentary women: a randomized trial. *Jama* **290,** 1323-1330.

Jakicic JM, Winters C, Lang W & Wing RR. (1999). Effects of intermittent exercise and use of home exercise equipment on adherence, weight loss, and fitness in overweight women: a randomized trial. *Jama* **282,** 1554-1560.

Jeukendrup A & Achten J. (2001). Fatmax: a new concept to optimize fat oxidation during exercise? *Eur J Sport Science* **1,** 1-5.

Klein S, Coyle EF & Wolfe RR. (1994). Fat metabolism during low-intensity exercise in endurance-trained and untrained men. *Am J Physiol* **267,** E934-940.

Klein S, Weber JM, Coyle EF & Wolfe RR. (1996). Effect of endurance training on glycerol kinetics during strenuous exercise in humans. *Metabolism* **45,** 357-361.

Marzocco A & Torres BB. (1999). *Bioquímica básica.* Guanabara Koogan, Rio de Janeiro.

Maughan R, Gleeson M & Greenhaff PL. (2000). *Bioquímica do Exercício e do Treinamento.* Editora Manole, São Paulo.

Murphy MH & Hardman AE. (1998). Training effects of short and long bouts of brisk walking in sedentary women. *Med Sci Sports Exerc* **30,** 152-157.

Pate RR, Pratt M, Blair SN, Haskell WL, Macera CA, Bouchard C, Buchner D, Ettinger W, Heath GW, King AC & et al. (1995). Physical activity and public health. A recommendation from the Centers for Disease Control and Prevention and the American College of Sports Medicine. *Jama* **273,** 402-407.

Powers S & Howley E. (2000). *Fisiologia do Exercício: Teoria e Aplicação ao Condicionamento e ao Desempenho.* Manole, São Paulo.

Romijn JA, Coyle EF, Sidossis LS, Gastaldelli A, Horowitz JF, Endert E & Wolfe RR. (1993). Regulation of endogenous fat and carbohydrate metabolism in relation to exercise intensity and duration. *Am J Physiol* **265,** E380-391.

Santos TM. (2007). Modelos de entendimento do processo de emagrecimento. *Lecturas Educación Física y Deportes* **112**.

Saudek CD & Felig P. (1976). The metabolic events of starvation. *Am J Med* **60,** 117-126.

Schmidt WD, Biwer CJ & Kalscheuer LK. (2001). Effects of long versus short bout exercise on fitness and weight loss in overweight females. *J Am Coll Nutr* **20,** 494-501.

Tremblay A, Despres JP, Leblanc C, Craig CL, Ferris B, Stephens T & Bouchard C. (1990). Effect of intensity of physical activity on body fatness and fat distribution. *Am J Clin Nutr* **51,** 153-157.

Tremblay A, Simoneau JA & Bouchard C. (1994). Impact of exercise intensity on body fatness and skeletal muscle metabolism. *Metabolism* **43,** 814-818.

USDHHS. (1996). Physical Activity and Health: A Report of the Surgeon General. Atlanta, GA: U.S. Department of Health and Human Services, Centers for Disease Control and Prevention, National Center for Chronic Disease Prevention and Health Promotion, Atlanta, GA.

van Loon LJ, Greenhaff PL, Constantin-Teodosiu D, Saris WH & Wagenmakers AJ. (2001). The effects of increasing exercise intensity on muscle fuel utilisation in humans. *J Physiol* **536,** 295-304.

Venables MC, Achten J & Jeukendrup AE. (2005). Determinants of fat oxidation during exercise in healthy men and women: a cross-sectional study. *J Appl Physiol* **98,** 160-167.

Wilmore JH & Costill DL. (2001). *Fisiologia do Esporte e do Exercício.* Manole, São Paulo.

Yoshioka M, Doucet E, St-Pierre S, Almeras N, Richard D, Labrie A, Despres JP, Bouchard C & Tremblay A. (2001). Impact of high-intensity exercise on energy expenditure, lipid oxidation and body fatness. *Int J Obes Relat Metab Disord* **25,** 332-339.

Ejercicios aerobios en ayunas

Escrito en conjunto con el MSc. Eduardo dos Santos Porto

Aunque la visión metabólica esta ultrapasada, reaparece en diversas formas, como en la realización de ejercicios aeróbicos en ayunas.

Se sabe que después de un prolongado ayuno hay una reducción de las reservas de hidratos de carbono con el consiguiente aumento en el metabolismo de la grasa. A partir de este hecho, algunas personas comenzaron a trabajar con el estómago vacío para aumentar aún más el uso de lípidos. Sin embargo, la importancia de esta práctica para la pérdida de grasa es altamente cuestionable.

Utter *et al.* (1999) estudió las respuestas hormonales en actividades aeróbicas después de un ayuno de 12 horas o con la ingesta de hidratos de carbono antes y durante la prueba. Como era de esperar, los niveles de glucosa e insulina fueron menores en el ayuno y esto condujo a un aumento de la oxidación de grasas, reflejándose en un menor coeficiente respiratorio, pero la diferencia no alcanzó 0,2 g / min. Además, los niveles de cortisol (hormona catabólica) prácticamente se duplicó en el curso del ejercicio y se mantuvo en un 80% más alto en los 90 minutos siguientes. Por último, es importante recordar que las pruebas que involucraron un ayuno de 12 horas seguidas de 2,5 horas de actividad al 75% del VO_2máx, mas 1,5 horas de monitorización, algo que difícilmente seria mantenido en la vida real.

Posteriormente, Arkinstall *et al.* (2001) evaluó la respuesta metabólica durante una hora de ciclismo seguida de más otra hora de carrera, después de 12-14 horas de ayuno o con ingestión de hidratos de carbono. Los resultados no revelaron diferencias en la oxidación de las grasas durante la carrera y sólo pequeñas diferencias a favor del ayuno durante el ciclismo, que aparecen sólo en las evaluaciones realizadas a los 10 y 60 minutos de actividad.

En un estudio realizado en la Universidad de Vermont, fueron probadas las respuestas metabólicas durante y después de una actividad aeróbica al 70% del VO$_2$máx realizadas hasta el agotamiento (por un tiempo aproximado de 70 minutos) en tres condiciones nutricionales: 1) ingesta de un bocado sólido (43 gramos hidratos de carbono, 9 de grasas y 3 de proteínas); 2) bebida con 65 g de fructosa disuelta en 250 ml de agua; 3)250 ml de agua endulzada con aspartame (Calles-Escandon *et al.*, 1996). Los resultados mostraron que no hubo diferencia en la oxidación de grasas en el curso del ejercicio entre las tres situaciones. Sin embargo, en la hora siguiente al final del ejercicio, el ayuno promovió un gasto de 45 mg / min a mas de grasas en relación a la merienda solida, y 27 mg / min a más en relación a la ingesta de fructosa. Es decir, 60 minutos después del ejercicio en ayunas, la expensa de grasa sería de sólo 2,7 (60 x 45 mg = 2700mg) gramos de grasa a más que si hubiera hecho una buena merienda, y sólo 1,6 gramos (60 x = 1600 mg 27 mg) a más en comparación con la ingesta de fructosa. De hecho, tan baja cantidad de grasa tendría poca relevancia para la pérdida de peso, lo que trae serias dudas en cuanto a la relación a lo que cuesta y el beneficio alcanzado, sobre todo teniendo en cuenta que había que pasar más de 15 horas en ayuno (12 horas, más 1 hora y 10 minutos de actividad hasta el agotamiento y 1 hora de seguimiento después de la actividad).

Para cuantificar el impacto de la ingesta de hidratos de carbono en la inhibición de la lipólisis durante el ejercicio, Horowitz *et al.* (1999) comparó la oxidación de grasas de seis sujetos moderadamente entrenados por más de dos horas de ciclismo leve (25%, VO$_2$ pico) o moderada (68% VO$_2$ pico) en cuatro momentos diferentes: 1) ingestión de 0,8 g de glucosa / kg corporal una hora antes del ejercicio. 2) ingestión de 0,8 g de fructosa / kg corporal de una hora antes del ejercicio. 3) ingestión de glucosa + infusión intravenosa de triglicéridos. 4) después de un ayuno de 12 horas. Los resultados mostraron que la tasa de oxidación de grasas en ayuno sólo fue mayor que en otras situaciones después de 80 a 90 minutos de ejercicio ligero en baja intensidad. En intensidad moderada, que es a utilizada normalmente, no hubo diferencia en la oxidación de grasas, a pesar de la lipólisis haber sido suprimida de 20 a 25% en las ocasiones alimentadas. En otras palabras, hubo más "breaks" de grasa, pero no hubo más "quema".

El hecho de que el ayuno induce la lipólisis sin aumentar la oxidación de grasas sugiere que la cantidad de ácidos grasos liberados es mayor que la capacidad del cuerpo en oxidarlos. Esto indica que la ingestión de hidratos de carbono antes y durante el ejercicio puede inhibir la lipólisis (hidrólisis de triacilglicerol), pero no limita la tasa de oxidación de las grasas, lo que descalifica cualquier estrategia que intente aumentar la disponibilidad de ácidos grasos libres en el plasma. Debemos recordar que el proceso de oxidación de las grasas provenientes del tejido adiposo subcutáneo depende de la tasa de lipólisis y de la capacidad de transporte de los ácidos grasos libres (AGL) por el plasma (Curi *et al.*, 2003), por lo tanto, una mayor liberación para la sangre no necesariamente significa una mayor oxidación.

En 1972, Hagenfeldt & Wharen ya demostraron que la absorción de AGL por el músculo en ejercicio es de aproximadamente 10 a 20% de la cantidad circulante. De esa forma, sólo una pequeña porción de los ácidos grasos libres es capturada por la fibra muscular durante el ejercicio (Hagenfeldt & Wahren, 1972). Así que no basta hidrólisisar el triacilglicerol, es preciso entrar en la matriz mitocondrial para servir como sustrato en la vía oxidativa, de lo contrario la AGL que de otra manera no pudiera recorrer ese camino va ser nuevamente re-esterificados en triglicéridos en las células adiposas.

Por otra parte, Schoenfeldt (2011) señala que el local del tejido adiposo movilizado durante el esfuerzo debe ser tenido en cuenta para el análisis del metabolismo durante todo el ejercicio En el ejercicio aeróbico continuo con una intensidad moderada después de una noche de ayuno, el triacilglicerol intramuscular constituye una fuente importante de energía (van Loon et al., 2003). Así que por más que se especule sobre la cantidad grasa oxidada durante el ejercicio en ayunas, hay que recordar que aproximadamente el 28-36% de los ácidos grasos oxidados devengará de los depósitos de grasa intramuscular (Van Loon *et al.*, 2003), los cuales no guardan relación con la composición corporal (Schoenfeld, 2011).

Además, el análisis de lo que ocurre durante o incluso en los minutos posteriores a la actividad puede no reflejarse en las alteraciones posteriores. En este sentido, es posible que el cuerpo busque reponer la grasa perdida durante el ayuno y busque estrategias de conservación para ahorrar energía y prepararse para privaciones futuras. Una indicio de esa hipótesis esta en los resultados de un estudio de Paoli *et al.* (2011), en que ocho hombres entrenados realizaron 36 minutos de ejercicio antes o después de un desayuno de 673 kcal (25% de proteína, 22% de carbohidratos y 53% de grasa). Los análisis muestran que la práctica de ejercicio en ayuno está asociada a la disminución del metabolismo en reposo y menos uso de la grasa dentro de las 24 horas después del ejercicio en comparación con la situación alimentada.

Así como los estudios que analizaron los efectos agudos, las investigaciones que evaluaron las respuestas crónicas también señalaron que no hay ventajas en la realización de actividades en ayunas.

Gillen *et al.* (2013), evaluó los efectos de realizar el entrenamiento del intervalo en el estado de ayuna & alimentados en la composición corporal, metabolismo del músculo esquelético y el control glucémico de 16 adultos jóvenes con sobrepeso/obesidad. Los autores presumieron que la actividad física en ayuno resultaría en respuestas positivas en la composición corporal, capacidad mitocondrial del músculo, y sensibilidad a la insulina; sin embargo, después de seis semanas (18 sesiones de entrenamiento), no se detectó ninguna diferencia entre los grupos en las variables investigadas. De ese modo, independientemente de romperse el ayuno por el consumo de un desayuno estándar (439 kcal) 60 minutos antes del entrenamiento, ambos grupos mostraron adaptaciones favorables en la composición corporal, con reducción en el porcentaje de grasa tanto en la región de las piernas como en el abdomen. De este hecho, los resultados del estudio demostraron que el ayuno no trae los mismos beneficios cuando se acompaña de un aumento significativo de la intensidad del ejercicio.

Recientemente, Schoenfeld *et al.* (2014) investigó los cambios en la composición corporal relacionados al ejercicio aeróbico en el ayuno o con alimentación. En el estudio participaron 20 mujeres jóvenes saludables que hacían dieta baja en calorías y practicaban 50 minutos de corridas en la caminadora a un 70% de la FCM en dos situaciones: 1) después de un ayuno de al menos 12 horas (n = 10). 2) después de consumir una comida (n = 10). Después de cuatro semanas de entrenamiento, ambos grupos perdieron gran cantidad de masa gorda, pero no hubo ninguna diferencia entre ellos en ninguna de las variables investigadas (peso corporal, índice de masa corporal, porcentaje de grasa, circunferencia de la cadera, masa gorda y masa libre de grasa). Estos resultados confirman que la realización de ejercicios aeróbicos con el estómago vacío no favorece la pérdida de grasa.

Conclusiones positivas sobre el ejercicio en ayuna necesitan ser muy bien interpretado, como en el caso de Trabelsi *et al.* (2012), que observó reducción en el peso corporal y porcentaje de grasa de hombres físicamente activos que se ejercitaron durante el ayuno del Ramadán. Pero serias limitaciones en ese estudio fueron identificados por los propios investigadores, tales como: 1) el acto de ayuno durante el Ramadán se produce desde el amanecer hasta la puesta del sol, caracterizando un ayuno intermitente, con una posible súper-compensación de hidratos de carbono; 2) el hecho de que las muestras ya practican el ayuno desde la infancia puede haber dado lugar a una adaptación específica; 3) la medición de la composición corporal se realizó de forma no invasiva (pliegues cutáneos), lo que limita la validez de los hallazgos más importantes de esta investigación.

A pesar de ser una práctica ampliamente utilizada en el culturismo, las directrices más recientes de entrenamiento cardiovascular para culturistas (Helms *et al.*, 2014) no recomiendan el ejercicio aeróbico en ayuno, incluso en el periodo competitivo. Esto se debe a la falta de pruebas que respalden su eficacia y seguridad y la alta actividad proteolítica inducida por el estrés asociado con la baja disponibilidad de glucógeno hepático.

En este sentido, es interesante observar que la realización de 60 minutos de pedaleo al 61% de VO_2máx en ayuno resultó en la excreción de nitrógeno de aproximadamente 14 g de aminoácidos por hora, indicando una elevada actividad proteolítica (Lemon & Mullin, 1980). Probablemente, esto se asocia a la elevación de los niveles de cortisol (hormona catabólica), que casi duplicaron durante el ciclismo y se mantuvieron 80% mayores en los 90 minutos después del final del ejercicio en comparación con el grupo que ingirió hidratos de carbono, como se ve en el estudio de Utter citado anteriormente (Utter *et al.*, 1999).

Para evitar este efecto catabólico, es común ver a las personas ejercitándose en un "falso ayuno" pues interrumpen el periodo de *inanición* con suplementos a base de aminoácidos. Esta estrategia tiene como objetivo proporcionar una fuente exógena de sustratos para la gluconeogénesis y minimizar la degradación del tejido muscular. Sin embargo, Zhang *et al.* (2011) reportó que la ingestión de aminoácidos después de un largo período de ayuno estimula la producción de insulina, lo cual tiene un potente efecto inhibidor de las enzimas responsables de la lipólisis (Coyle *et al.*, 1997; Horowitz *et al.*, 1997; Coyle *et al.*, 2001).Es decir, la práctica va en contra de una de las premisas que guían a los que quieren ejercitarse en ayuno para disfrutar de una mayor disponibilidad de los ácidos grasos libres en vista del efecto lipogénico de la insulina.

Sin embargo, hay que recordar que los carbohidratos juegan un importante papel como "ahorradores" de proteínas (McArdle *et al.*, 2008), gracias a la capacidad de estimular la producción de insulina, con la consecuente captación de la glucosa plasmática por las células. Por lo tanto, la ingesta de cualquier otro nutriente con el fin de prevenir   el proceso proteolítico sólo juega el papel que el carbohidrato cumpliría naturalmente.

La práctica del ejercicio aerobio en ayuno por las personas con factores de riesgo para las enfermedades del corazón, como la obesidad y el sedentarismo (Hassan *et al.*, 2012),puede tener consecuencias más graves que la ordinaria decepción de no lograr la pérdida de grasa deseada.

Aunque el ayuno y la restricción calórica se utilizan comúnmente en un intento de controlar el peso (Bhutani *et al.*, 2013; Varady *et al.*, 2013), Desouza *et al.* (2010), afirma que los eventos hipo-glucémicos pueden estimular la producción de diversos marcadores inflamatorios , incluyendo la proteína C-reactiva, interleucina-6 y 8, factor de necrosis tumoral alfa y factor de crecimiento endotelial vascular. Además, la secreción de adrenalina observada en esta situación puede inducir arritmias y aumento de sobrecarga cardiaca, resultando en una disfunción endotelial, con la consiguiente vasoconstricción y la elevación del riesgo cardiovascular.

Por lo tanto, Liepinschi *et al.* (2014) observó que la baja disponibilidad de glucosa y de lactato como resultado del ayuno aumenta la oxidación de ácidos grasos en el miocardio, lo que resulta en una gran demanda de oxígeno y aumenta el riesgo de daño cardiaco relacionado con las condiciones hipóxicas en un modelo animal. Los autores concluyeron que incluso una simple noche sin ingestión calórica puede causar y agravar eventos cardiovasculares como angina de pecho y arritmias. Por lo tanto, personas con alto riesgo cardíaco, incluyendo sedentarios y obesos, deben evitar períodos prolongados de inanición.

Investigaciones con animales para evaluar los efectos del ayuno intermitente alertan sobre los riesgos de desregulación de los mecanismos cerebrales de control del apetito (Chausse *et al.*, 2014) y la inactivación de los receptores de insulina, lo que se traduce en intolerancia a la glucosa (Cerqueira *et al.*, 2011). Estos efectos negativos suponen un riesgo hasta en los resultados favorables que se encuentran en las investigaciones envolviendo ayuno intermitente asociada a la práctica de ejercicio físico (Bhutani *et al.*, 2013).

Aunque la ciencia no apoya la práctica del ejercicio aeróbico en ayuno como una estrategia para bajar de peso, es de destacar que los atletas de resistencia pueden beneficiarse del entrenamiento en ayunas (Van Proeyen *et al.*, 2011). El ejercicio en estado de restricción de hidratos de carbono parece hacer las células musculares más eficientes para producir energía a través de la oxidación de la grasa intramuscular. Sin embargo, como se ha visto anteriormente, la grasa intramuscular no tiene relación con la composición corporal.

Por lo tanto, podemos concluir que la práctica de ejercicios físicos en ayuno no es más que el uso extremo del enfoque metabólico que busca maximizar el uso de la grasa durante el ejercicio. En este caso, además de la ineficacia comprobada del modelo aeróbico de baja a moderada intensidad, hay riesgos facilitados por la actividad en ayuno, por lo que no se recomienda esta práctica para aquellos que quieren obtener mejoras en la composición corporal de manera eficiente y saludable.

Referencias bibliográficas

Arkinstall MJ, Bruce CR, Nikolopoulos V, Garnham AP & Hawley JA. (2001). Effect of carbohydrate ingestion on metabolism during running and cycling. *J Appl Physiol (1985)* **91,** 2125-2134.

Bhutani S, Klempel MC, Kroeger CM, Aggour E, Calvo Y, Trepanowski JF, Hoddy KK & Varady KA. (2013). Effect of exercising while fasting on eating behaviors and food intake. *J Int Soc Sports Nutr* **10,** 50.

Calles-Escandon J, Goran MI, O'Connell M, Nair KS & Danforth E, Jr. (1996). Exercise increases fat oxidation at rest unrelated to changes in energy balance or lipolysis. *Am J Physiol* **270,** E1009-1014.

Cerqueira FM, da Cunha FM, Caldeira da Silva CC, Chausse B, Romano RL, Garcia CC, Colepicolo P, Medeiros MH & Kowaltowski AJ. (2011). Long-term intermittent feeding, but not caloric restriction, leads to redox imbalance, insulin receptor nitration, and glucose intolerance. *Free Radic Biol Med* **51,** 1454-1460.

Chausse B, Solon C, Caldeira da Silva CC, Masselli Dos Reis IG, Manchado-Gobatto FB, Gobatto CA, Velloso LA & Kowaltowski AJ. (2014). Intermittent fasting induces hypothalamic modifications resulting in low feeding efficiency, low body mass and overeating. *Endocrinology* **155,** 2456-2466.

Coyle EF, Jeukendrup AE, Oseto MC, Hodgkinson BJ & Zderic TW. (2001). Low-fat diet alters intramuscular substrates and reduces lipolysis and fat oxidation during exercise. *Am J Physiol Endocrinol Metab* **280,** E391-398.

Coyle EF, Jeukendrup AE, Wagenmakers AJ & Saris WH. (1997). Fatty acid oxidation is directly regulated by carbohydrate metabolism during exercise. *Am J Physiol* **273,** E268-275.

Curi R, Lagranha CJ, Rodrigues Jr JG, Pithon-Curi TC, Lancha Jr AH, Pellegrinotti IL & Procopio J. (2003). Ciclo de Krebs como fator limitante na utilização de ácidos graxos durante o exercício aeróbico. *Arq Bras Endocrinol Metab* **47,** 135-143.

Desouza CV, Bolli GB & Fonseca V. (2010). Hypoglycemia, diabetes, and cardiovascular events. *Diabetes Care* **33,** 1389-1394.

Gillen JB, Percival ME, Ludzki A, Tarnopolsky MA & Gibala MJ. (2013). Interval training in the fed or fasted state improves body composition and muscle oxidative capacity in overweight women. *Obesity (Silver Spring)* **21,** 2249-2255.

Hagenfeldt L & Wahren J. (1972). Human forearm muscle metabolism during exercise. VII. FFA uptake and oxidation at different work intensities. *Scand J Clin Lab Invest* **30,** 429-436.

Hassan M, Latif N & Yacoub M. (2012). Adipose tissue: friend or foe? *Nat Rev Cardiol* **9,** 689-702.

Helms E, Fitschen PJ, Aragon A, Cronin J & Schoenfeld BJ. (2014). Recommendations for natural bodybuilding contest preparation: resistance and cardiovascular training. *J Sports Med Phys Fitness.*

Horowitz JF, Mora-Rodriguez R, Byerley LO & Coyle EF. (1997). Lipolytic suppression following carbohydrate ingestion limits fat oxidation during exercise. *Am J Physiol* **273,** E768-775.

Horowitz JF, Mora-Rodriguez R, Byerley LO & Coyle EF. (1999). Substrate metabolism when subjects are fed carbohydrate during exercise. *Am J Physiol* **276,** E828-835.

Lemon PW & Mullin JP. (1980). Effect of initial muscle glycogen levels on protein catabolism during exercise. *J Appl Physiol Respir Environ Exerc Physiol* **48,** 624-629.

Liepinsh E, Makrecka M, Kuka J, Makarova E, Vilskersts R, Cirule H, Sevostjanovs E, Grinberga S, Pugovics O & Dambrova M. (2014). The heart is better protected against myocardial infarction in the fed state compared to the fasted state. *Metabolism* **63,** 127-136.

McArdle W, Katch FI & Katch VL. (2008). *Fisiologia do Exercício - Energia, Nutrição e Desempenho Humano*. Guanabara Koogan, Rio de Janeiro.

Paoli A, Marcolin G, Zonin F, Neri M, Sivieri A & Pacelli QF. (2011). Exercising fasting or fed to enhance fat loss? Influence of food intake on respiratory ratio and excess postexercise oxygen consumption after a bout of endurance training. *Int J Sport Nutr Exerc Metab* **21,** 48-54.

Schoenfeld BJ. (2011). Does Cardio After an Overnight Fast Maximize Fat Loss? . *Strength and Cond J* **43,** 23-25.

Schoenfeld BJ, Aragon AA, Wilborn CD, Krieger JW & Sonmez GT. (2014). Body composition changes associated with fasted versus non-fasted aerobic exercise. *JISSN* **11,** 54.

Trabelsi K, el Abed K, Stannard SR, Jammoussi K, Zeghal KM & Hakim A. (2012). Effects of fed- versus fasted-state aerobic training during Ramadan on body composition and some metabolic parameters in physically active men. *Int J Sport Nutr Exerc Metab* **22,** 11-18.

Utter AC, Kang J, Nieman DC, Williams F, Robertson RJ, Henson DA, Davis JM & Butterworth DE. (1999). Effect of carbohydrate ingestion and hormonal responses on ratings of perceived exertion during prolonged cycling and running. *Eur J Appl Physiol Occup Physiol* **80,** 92-99.

van Loon LJ, Koopman R, Stegen JH, Wagenmakers AJ, Keizer HA & Saris WH. (2003). Intramyocellular lipids form an important substrate source during moderate intensity exercise in endurance-trained males in a fasted state. *J Physiol* **553,** 611-625.

Van Proeyen K, Szlufcik K, Nielens H, Ramaekers M & Hespel P. (2011). Beneficial metabolic adaptations due to endurance exercise training in the fasted state. *J Appl Physiol (1985)* **110,** 236-245.

Varady KA, Bhutani S, Klempel MC, Kroeger CM, Trepanowski JF, Haus JM, Hoddy KK & Calvo Y. (2013). Alternate day fasting for weight loss in normal weight and overweight subjects: a randomized controlled trial. *Nutr J* **12,** 146.

Zhang Y, Kobayashi H, Mawatari K, Sato J, Bajotto G, Kitaura Y & Shimomura Y. (2011). Effects of branched-chain amino acid supplementation on plasma concentrations of free amino acids, insulin, and energy substrates in young men. *J Nutr Sci Vitaminol (Tokyo)* **57,** 114-117.

Enfoque matemático

Este enfoque se utiliza a menudo como un sustituto del metabólico (Santos, 2007). Se supone que el exceso de peso proviene de aumento de la ingesta de alimentos asociada a la disminución de gasto de energía, dando lugar a un balance energético positivo. Por lo tanto, para reducir la grasa corporal es necesario un balance energético negativo, condición por la cual el gasto superaría el consumo y proporcionaría el uso prioritario de la grasa como fuente de energía para sostener los procesos metabólicos (USDHHS et al., 1996; et al Jakicic. , 2001; Yudkin et al, 2005) . Esa corriente defiende la combinación de una dieta equilibrada (restricción energética adecuada) a un aumento en el gasto calórico (Jakicic et al., 2001).

La importancia del equilibrio energético fue confirmada en un estudio con Indios Prima, que reveló que pequeñas variaciones inter-individuales en el gasto metabólico en reposo pueden influir fuertemente en el aumento de peso a largo plazo. El estudio realizado por Ravussin et al. (1988), midió el gasto de energía de 126 individuos antes y después de un período de cuatro años, y encontraron que la tasa metabólica de las personas que ganaban más de 10 Kilos (media de + 15,7 kg) era de aproximadamente 70 kcal / día, menor que aquellos que no modificaron el peso (media + 0,1 kg).

Para facilitar la comprensión de esta corriente, es necesario aclarar que el contenido energético de los alimentos es descrito por medio de unidades de kilocalorías (Kcal), que equivale a la cantidad de calor necesaria para elevar en 1° C la temperatura de un litro de agua. Las calorías ingeridas en la alimentación pueden ser calculados por la suma de las cantidades de lípidos (1g = ~ 9 kcal), proteínas (1g = ~ 4 kcal) e hidratos de carbono (1 g = ~ 4 kcal). La Kcal también se utiliza como una unidad de medida para la energía utilizada en la realización de una tarea.

El gasto energético total de un individuo, es la suma del gasto energético en reposo (+/- 60%), efecto térmico de los alimentos (digestión, absorción, transporte y depósito - +/- 10%) con el gasto de energía en actividades físicas (+/- 30%) (Leibel et al, 1995), este último siendo manipulado más fácilmente. Para calcular el gasto de calorías durante la actividad física, por lo general se sugiere el uso de 5 Kcal, proporción gastada por cada litro de oxígeno consumido (ACSM, 1995). Por lo tanto, es posible conocer las necesidades metabólicas de la actividad propuesta y estimar el total de calorías consumidas. Según Santos (Santos, 2001), tres posibilidades pueden sugerirse para estimar el total de calorías quemadas: a) la ecuación del Colegio Americano de Medicina Deportiva para calcular el consumo de oxígeno en diferentes actividades (ACSM, 1995); b) medición directa del consumo de oxígeno; c) utilización de las tablas que contengan los valores de los equivalentes metabólicos (METs) (Ainsworth et al., 1993). La medida directa es la forma más precisa, pero es la que más gasta y la menos accesible, lo que hace las otras posibilidades ser más utilizadas.

El ACSM ofrece un protocolo para el cálculo de consumo máximo de O_2 en la caminadora, bicicleta estacionaria y banco. Con algunos cambios, se puede adaptar a la medición directa del consumo de oxígeno, tanto para las actividades cíclicas como no cíclicas. Otra forma indirecta de estimar el gasto de energía es a través de las tablas METs, mas apenas para las actividades cíclicas. Un METs (equivalente metabólico) es igual al consumo de oxígeno en reposo (3,5 ml.kg.min-1); por ejemplo, una actividad que gasta 10 METs (10 veces el metabolismo en reposo) representa un VO_2 de aproximadamente 35 $ml.kg^{-1}.min^{-1}$ (ACSM, 1995) - aquí hay que abrir un paréntesis para recordar las limitaciones de este método, especialmente con relación a la falla, de no tener en cuenta las características individuales de la persona, generando una margen de error relativamente grande (Byrne et al., 2005). Utilizando esta metodología para estimar la cantidad de calorías que un individuo gasta en determinada actividad a partir de su valor en METs, puede utilizarse la siguiente fórmula sugerida por el ACSM (1995):

Kcal por min = METs de la actividad x Peso (kg) x 3,5 / 200

En cuanto a la pérdida de peso, en términos matemáticos, un kilogramo de grasa equivale a 7.700 Kcal (ACSM, 1995; USDHHS et al., 1996), por lo que los fanáticos del modelo matemático sugieren que para perder un kilogramo de grasa, debe haber un balance calórico negativo equivalente a ese valor. Así que, para perder 1kilogramo de grasa en un mes, sería necesario un balance negativo de calorías de 256 Kcal por día. La recomendación de la ACSM es que individuos con sobrepeso y obesos reduzcan el nivel de ingesta diaria de calorías en 500 a 1. 000 Kcal, combinado con la reducción de la ingesta de grasas (Jakicic et al., 2001), lo que resultaría en la pérdida de medio kilogramo a un kilogramo por semana.

En el campo de la prescripción de ejercicios, el enfoque matemático trajo la idea de que el conocimiento del gasto calórico promovido por la actividad hace que sea posible predecir su eficiencia en términos de pérdida de peso. En este enfoque, el tipo de ejercicio sería irrelevante, así como no se tendría en cuenta si el gasto de energía proviene de lípidos o de hidratos de carbono; lo importante es alcanzar el balance calórico negativo, lo que obliga al organismo a utilizar sus reservas. Un estudio realizado por Ross et al. (2000) presenta una fuerte evidencia a favor del modelo matemático, que muestra que el balance calórico negativo de 700 Kcal al día a través de la dieta o de actividades físicas resulta en una pérdida de peso similar, después de tres meses (7,4 y 7, 6 kg, respectivamente).

Algunos estudios han demostrado que existe una correlación significativa entre la pérdida de peso y el tiempo semanal dedicado a actividades físicas (Jakicic et al., 1999; Jakicic et al., 2003), lo que sirve de apoyo al enfoque matemático. Varios estudios muestran que la intensidad del ejercicio no es determinante para la pérdida de peso y grasa corporal, lo que llevó a muchos a sugerir que este papel sería representado por el gasto de energía.

En este sentido, Ballor et al. (1990) comparó los efectos de 25 minutos de ejercicios al 42,5% con los de 50 minutos al 85% del VO_2máx. Todos los participantes se sometieron a una dieta de 1.200

Kcal por día. A pesar de las diferentes intensidades, ambos entrenamientos producían gastos calóricos similares. Finalmente, los cambios en el peso corporal y la grasa fueron los mismos en ambos grupos. Se encontraron resultados similares en el estudio de Gaesser & Rich (1984).

Otra evidencia interesante es el estudio realizado por Grediagin et al. (1995). En este, se compararon dos grupos: 1) uno que se ejercitó al 80% del VO_2max (alta intensidad). 2) otro se ejercitó al 50% del VO_2max (baja intensidad). Los sujetos fueron monitorizados mientras se ejercitaron en la caminadora por cuatro días a la semana, durante 12 semanas. El tiempo de permanencia en la caminadora fue determinado por el gasto calórico y el ejercicio se detuvo al alcanzar el valor de 300 Kcal. Para el análisis de los datos se utilizaron: pesaje hidrostático, medidas de circunferencia, pliegue cutáneo, prueba de $VO_2máx$ y una evaluación de la dieta. Los resultados no mostraron diferencias significativas en el cambio del peso corporal, en el porcentaje de grasa corporal y en la suma de pliegues cutáneos y de circunferencia entre los grupos, sin embargo, comparando las dos intensidades, se encontró que el entrenamiento más intenso aumento la masa muscular libre de grasa .

Los autores de este estudio refuerzan que la pérdida de grasa está más relacionada con el gasto calórico total y que el tipo de actividad debe ser elegida de acuerdo con el estilo de vida del individuo. Por ejemplo, para una persona con poco tiempo, sería interesante prescribir entrenamientos de alta intensidad y de corta duración. Ya alguien que dispone de mucho tiempo y tiene una baja tolerancia a esfuerzos intensos podría hacer uso de entrenamientos de baja intensidad y larga duración.

En el mismo sentido, un estudio de ocho meses, hecho con 80 adolescentes obesos, Gutin et al. (2002) dividió la muestra en tres grupos: 1) participantes de clases teóricas sobre la educación de estilo de vida (2 veces a la semana); 2) clases + actividad física moderada; 3) clases + actividad física intensa. La actividad física fue realizada cinco veces por semana, mantenido el gasto calórico constante de 25   0 Kcal por sesión. Los entrenamientos se realizaron a 55-60% del VO$_2$máx (intensidad moderada) o 75-80% del VO$_2$máx (alta intensidad). Los resultados no mostraron diferencias en la composición corporal, mas la capacidad cardiovascular mostró cambios más significativos en los entrenamientos más intensos. Cabe señalar, sin embargo, que el grupo que desarrolló una actividad intensa no mantuvo la intensidad recomendada, realizando la actividad con un promedio de 154 bpm mientras que la prescripción fue 167 bpm, lo que puede haber conducido este grupo a tener menor gasto de energía en comparación con el otro; con el entrenamiento a intensidades más bajas, sin embargo, los resultados fueron similares. Además de estos estudios, otros encontraron efectos similares en la composición corporal en actividades físicas de diferentes intensidades y el mismo gasto de energía (Braith et al., 1994; Leutholtz et al., 1995; Slentz et al., 2004)

Observando la posición de organizaciones como el American College of Sports Medicine, U.S. Department of Health and Human Services, Centers for Disease Control and Prevention e National Center for Chronic Disease Prevention and Health Promotion (Pate et al., 1995; USDHHS et al., 1996; Jakicic et al., 2001), este modelo ha sido aceptado por la comunidad científica y ha sido ampliamente utilizado por los profesionales de la salud y el público en general, como un paradigma para la reducción del peso. Sin embargo, todavía se puede encontrar un fuerte prejuicio en el enfoque metabólico arraigado en el enfoque matemático, pues las recomendaciones apuntan para la realización de actividades de baja intensidad y larga duración, haciendo uso principalmente del aumento del volumen del entrenamiento para promover un mayor gasto de energía (Jakicic et al., 2001).

El análisis de estudios a largo plazo, trae controversia al enfoque matemático. En su meta-análisis, Ross & Janssen (2001) encontraron una correlación positiva entre el gasto de energía y la pérdida de grasa en estudios a corto plazo ($\leq$ 16 semanas), es decir, cuanto más energía utilizada, mayor es la reducción de la grasa. Sin embargo, esta relación no se repitió cuando se analizaron los estudios a largo plazo (≥ 26 semanas), en este caso, parece haber otros factores interactuando, además de promover el gasto de energía a través de la actividad física (Figura 6). Reforzando estos datos, un estudio de tres meses de Tremblay et al. (1997) donde utilizaron actividades aeróbicas para promover un alto gasto energético diario encontraron que en un principio, la pérdida de peso correspondió al 91% del gasto, sin embargo, durante la fase final del estudio, esta proporción se redujo a sólo 65%, revelando un aumento en la margen de error del enfoque matemático a lo largo del tiempo.

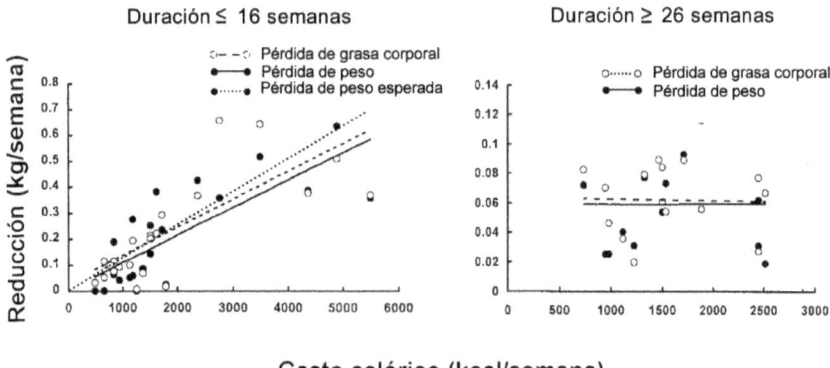

Figura 6: Relación entre el gasto energético y la pérdida de peso y grasa en estudios de corta duración (izquierda) o larga duración (derecha) (Ross & Janssen, 2001).

Estos datos pueden sugerir que hay una adaptación a largo plazo para que el equilibrio sea establecido y la pérdida de peso atenuada, o incluso interrumpido, inclusive con la continuación de la práctica de ejercicios, lo que podría ser útil para la supervivencia en condiciones desfavorables, tales como las de nuestros antepasados nómadas. Esta tendencia a la acomodación, se le llama termogénesis adaptativa (Major et al., 2007; Tremblay et al., 2013) y puede hacer del intento de prever la pérdida de peso a partir de ecuaciones matemáticas un poco frustrante, obligándonos a ser muy cuidadoso en la aplicación literal del modelo matemático.

Un ejemplo de esto es la historia de una mujer que participó en un estudio de 15 semanas en la "Laval University", en una pesquisa presentada por Angelo Tremblay y Arne Astrup, entre otros (Tremblay et al., 2007). Ella comenzó el estudio con 79,7 Kilogramos y bajó su ingesta calórica de 2358 Kcal para 1879 Kcal. Analizando matemáticamente, el déficit de 50.295 Kcal equivalerla a 6,5 kg de perdida grasa! Sin embargo, al final de las 15 semanas de dieta, su peso era de 81,8 kg, es decir, ella engordó!! Las explicaciones de la aparente contradicción se pueden encontrar en la termogénesis adaptativa. En este caso, ella comenzó a comer 488 calorías a menos, sin embargo, su metabolismo en reposo cayó 552 calorías, haciéndola engordar a pesar del aparente balance calórico negativo.

Tales evidencia ya podía encontrarse en un estudio anterior de 1975, titulado "Resistencia a la pérdida de peso: adaptación o ilusión." El estudio realizado por Miller & Parsonage (1975) involucró 29 mujeres que participaban en programas de pérdida de peso durante 15 meses como promedio, y alcanzaron una meseta en la pérdida de peso. Para comprobar el origen de la meseta, las participantes fueron encerradas en una casa de campo por 3 semanas y recibieron una dieta de 1.500 Kcal / día, con inspección de equipaje y la prohibición de salir de la casa sin supervisión. Finalmente, 9 de ellas no perdieron peso o perdieron menos de 1 kg y las demás perdieron menos de 4 kg, lo que no es mucho para quien tenía 39% de grasa en media.

Referencias bibliográficas

ACSM. (1995). *ACSM's resource manual for guidelines for exercise testing and prescription*. Williams & Wilkins, Baltimore, MA.

Ainsworth BE, Haskell WL, Leon AS, Jacobs DR, Jr., Montoye HJ, Sallis JF & Paffenbarger RS, Jr. (1993). Compendium of physical activities: classification of energy costs of human physical activities. *Med Sci Sports Exerc* **25,** 71-80.

Ballor DL, McCarthy JP & Wilterdink EJ. (1990). Exercise intensity does not affect the composition of diet- and exercise-induced body mass loss. *Am J Clin Nutr* **51,** 142-146.

Braith RW, Pollock ML, Lowenthal DT, Graves JE & Limacher MC. (1994). Moderate- and high-intensity exercise lowers blood pressure in normotensive subjects 60 to 79 years of age. *The American journal of cardiology* **73,** 1124-1128.

Byrne NM, Hills AP, Hunter GR, Weinsier RL & Schutz Y. (2005). Metabolic equivalent: one size does not fit all. *J Appl Physiol* **99,** 1112-1119.

Gaesser GA & Rich RG. (1984). Effects of high- and low-intensity exercise training on aerobic capacity and blood lipids. *Med Sci Sports Exerc* **16,** 269-274.

Grediagin A, Cody M, Rupp J, Benardot D & Shern R. (1995). Exercise intensity does not effect body composition change in untrained, moderately overfat women. *J Am Diet Assoc* **95,** 661-665.

Gutin B, Barbeau P, Owens S, Lemmon CR, Bauman M, Allison J, Kang HS & Litaker MS. (2002). Effects of exercise intensity on cardiovascular fitness, total body composition, and visceral adiposity of obese adolescents. *Am J Clin Nutr* **75,** 818-826.

Jakicic JM, Clark K, Coleman E, Donnelly JE, Foreyt J, Melanson E, Volek J & Volpe SL. (2001). American College of Sports Medicine position stand. Appropriate intervention strategies for weight loss and prevention of weight regain for adults. *Med Sci Sports Exerc* **33,** 2145-2156.

Jakicic JM, Marcus BH, Gallagher KI, Napolitano M & Lang W. (2003). Effect of exercise duration and intensity on weight loss in overweight, sedentary women: a randomized trial. *Jama* **290,** 1323-1330.

Jakicic JM, Winters C, Lang W & Wing RR. (1999). Effects of intermittent exercise and use of home exercise equipment on adherence, weight loss, and fitness in overweight women: a randomized trial. *Jama* **282,** 1554-1560.

Leibel RL, Rosenbaum M & Hirsch J. (1995). Changes in energy expenditure resulting from altered body weight. *N Engl J Med* **332,** 621-628.

Leutholtz BC, Keyser RE, Heusner WW, Wendt VE & Rosen L. (1995). Exercise training and severe caloric restriction: effect on lean body mass in the obese. *Arch Phys Med Rehabil* **76,** 65-70.

Major GC, Doucet E, Trayhurn P, Astrup A & Tremblay A. (2007). Clinical significance of adaptive thermogenesis. *Int J Obes (Lond)* **31,** 204-212.

Miller DS & Parsonage S. (1975). Resistance to slimming: adaptation or illusion? *Lancet* **1,** 773-775.

Pate RR, Pratt M, Blair SN, Haskell WL, Macera CA, Bouchard C, Buchner D, Ettinger W, Heath GW, King AC & et al. (1995). Physical activity and public health. A recommendation from the Centers for Disease Control and Prevention and the American College of Sports Medicine. *Jama* **273,** 402-407.

Ravussin E, Lillioja S, Knowler WC, Christin L, Freymond D, Abbott WG, Boyce V, Howard BV & Bogardus C. (1988). Reduced rate of energy expenditure as a risk factor for body-weight gain. *N Engl J Med* **318,** 467-472.

Ross R, Dagnone D, Jones PJ, Smith H, Paddags A, Hudson R & Janssen I. (2000). Reduction in obesity and related comorbid conditions after diet-induced weight loss or exercise-induced weight loss in men. A randomized, controlled trial. *Ann Intern Med* **133,** 92-103.

Ross R & Janssen I. (2001). Physical activity, total and regional obesity: dose-response considerations. *Med Sci Sports Exerc* **33,** S521-527; discussion S528-529.

Santos TM. (2001). Modelos de entendimento do processo de emagrecimento.

Santos TM. (2007). Modelos de entendimento do processo de emagrecimento. *Lecturas Educación Física y Deportes* **112.**

Slentz CA, Duscha BD, Johnson JL, Ketchum K, Aiken LB, Samsa GP, Houmard JA, Bales CW & Kraus WE. (2004). Effects of the amount of exercise on body weight, body composition, and measures of central obesity: STRRIDE--a randomized controlled study. *Arch Intern Med* **164,** 31-39.

Tremblay A, Major GC, Doucet E, Trayhurn P & Astrup A. (2007). Role of Adaptive Thermogenesis in Unsuccessful Weight-Loss Intervention. *Fut Lipidology* **2,** 651-658.

Tremblay A, Poehlman ET, Despres JP, Theriault G, Danforth E & Bouchard C. (1997). Endurance training with constant energy intake in identical twins: changes over time in energy expenditure and related hormones. *Metabolism* **46,** 499-503.

Tremblay A, Royer MM, Chaput JP & Doucet E. (2013). Adaptive thermogenesis can make a difference in the ability of obese individuals to lose body weight. *Int J Obes (Lond)* **37,** 759-764.

USDHHS, CDC & NCCDPHP. (1996). *United States Department of Health and Human Services, Centers for Disease Control and Prevention, National Center for Chronic Disease Prevention and Health Promotion. Physical activity and health: a report of the Surgeon General.* Atlanta, GA.

Yudkin JS, Eringa E & Stehouwer CD. (2005). "Vasocrine" signalling from perivascular fat: a mechanism linking insulin resistance to vascular disease. *Lancet* **365,** 1817-1820.

El fracaso de los enfoques aeróbicos

Independientemente de estar siguiendo el modelo metabólico o el matemático, un concepto ha sido común en casi todos los programas de pérdida de peso: la prescripción de actividades aeróbicas, especialmente las de baja intensidad y larga duración. Por lo tanto, existe un modelo mucho más presente y dominante, que se superpone al mencionado anteriormente: el modelo aeróbico. En una encuesta con casi 10.000 personas, se reveló que entre los que buscan perder peso, las actividades realizadas con mayor frecuencia eran caminadas (38,3%), ciclismo (12,5%) y carreras (11,6%) (Kruger et al., 2007).

A pesar de la creencia de que las formas de promover la pérdida de peso son ampliamente conocidos, la acumulación de grasa en el cuerpo se ha convertido en un problema cada vez más común. Pero una pregunta molesta: si conocemos tan bien la forma de combatir el exceso de peso, ¿por qué la población mundial es cada vez más gorda? Un ejemplo de esto, son las metas propuestas por el Departamento de Salud de Estados Unidos (USDHHS). En 1990, antes de la escalada alarmante del sobrepeso, que alcanzó el 25% de los adultos, la organización propuso que, para el año 2000, no debería ser inferior a 20% entre los adultos y el 15% entre los adolescentes con sobrepeso, sin embargo, estas metas pasaron lejos de ser alcanzadas, por lo que alrededor del 66% de los adultos estadounidenses están con sobrepeso (Hedley et al., 2004; Ogden et al., 2006). Por otra parte, los datos de los CDC muestran que la población de Estados Unidos está menos sedentaria, pero las tasas de sobrepeso y obesidad aumentaron. Este fracaso trae cuestiones relativas a las intervenciones que están siendo aplicadas: ¿Será que los enfoques propuestos para la pérdida de peso son realmente eficaces? ¿Será que el modelo aeróbico es eficiente?

La baja eficiencia de los paradigmas utilizados para bajar de peso ha sido demostrado consistentemente en las revisiones y meta-análisis de las décadas 1980 y 1990 (Epstein & Wing, 1980; Ballor &

Keesey, 1991; Ballor & Poehlman, 1994). En un meta-análisis de 1995 Garrow & Summerbell revisaron estudios publicados entre 1966 y 1993 y encontraron que, en los hombres, la realización de actividades aeróbicas sin restricción dietética promueve la pérdida de peso de alrededor de 3 kg en 30 semanas. En mujeres, la pérdida calculada fue de 1,4 kg en 12 semanas. Con respecto a la composición corporal, análisis de regresión reveló que alrededor del 25% del peso perdido a través de la dieta correspondería a la masa magra, sin embargo, cuando se combina la dieta con el ejercicio, esta proporción cae para 17% en ambos sexos.

Posteriormente, Milller, Koceja & Hamilton (1997) publicaron un meta-análisis que involucra elementos que utilizaron dieta, ejercicios o una combinación de ambos para promover la pérdida de peso. El objetivo del estudio fue cuantificar la eficacia de estas intervenciones en personas con sobrepeso. Los autores trataron de revisar todos los estudios publicados entre 1969 y 1994, alcanzando un total impresionante de 493, en una de las revisiones más completas que conocemos.

Los resultados muestran que al final de las 21 semanas de ejercicio, la pérdida de peso calculada fue de apenas 2,9 Kilogramos. Cuando se comparaba la realización de la dieta con la dieta combinada con ejercicios, la diferencia en la pérdida de peso en 13 y 15 semanas era de apenas 0,3 kg a más para la combinación. Con respecto a la pérdida de grasa, la dieta causó una disminución del 6% en la grasa corporal, mientras que la adición de ejercicios a la dieta incrementó este número hasta el 7,3%. La baja eficiencia de los ejercicios para promover cambios positivos en el peso y en la composición corporal fue muy consistente, incluso cuando ajustado por co-variables que podrían afectar los resultados, como el peso inicial y la duración del estudio. Cabe señalar que los resultados fueron con personas con sobrepeso, por lo tanto, los valores encontrados pueden ser vistos como insignificantes y desalentadores, según los autores.

En 1998, se publicó la posición del National Insitutes of Health (NIH), en los Estados Unidos, una de las mayores organizaciones de salud del mundo. La *Clinical guidelines on the identification, evaluation, and treatment of overweight and obesity in adults* (Directrices clínicas sobre la identificación, evaluación y tratamiento de sobrepeso y de la obesidad en los adultos) contó con la participación de los mayores especialistas conocidos sobre el asunto para producir, entre otros cosas, directrices de trabajo para combatir la obesidad y el sobrepeso.

Entre los estudios revisados por los especialistas, la mayoría involucraba actividades aeróbicas. La intensidad del ejercicio variaba entre 60 - 85% de la frecuencia cardíaca máxima (~ 70% VO2max) realizados entre tres a siete veces a la semana durante 30 a 60 minutos. A pesar de estas características ser las mismas actividades normalmente prescritas para la pérdida de peso, el posicionamiento concluye que la actividad física - en este caso, el ejercicio aeróbico – resulta en una pérdida de peso modesta en los individuos con obesidad y sobrepeso (la pérdida de peso fue estimado en torno de 2,4 kg en comparación con el grupo de control). Además, al comparar el efecto de la dieta con el efecto de la dieta más la actividad física, se encontró que la realización de los ejercicios condujeron a una pérdida adicional de sólo 1,9 kg en relación a la dieta exclusiva (NIH, 1998).

Al año siguiente, Rena Wing revisó las evidencias sobre el papel de la actividad física en el tratamiento del sobrepeso y la obesidad en los adultos. Además de la revisión de los artículos citados en el posicionamiento del párrafo anterior, el autor encuestó a más de tres meta-análisis y varios otros artículos y llegaron a conclusiones similares a las de la colocación de los NIH (Wing, 1999). Más recientemente, en una revisión de 2004 Avenell et al. (2004) concluyeron que la combinación de dieta y ejercicio se asocia con una pérdida de peso de sólo 1,95 kg a más que la dieta al final de 12 meses, es decir, la adición de ejercicios a la dieta daría lugar a una pérdida de alrededor 160 gramos por mes !!

En 2005, Curioni & Lourenço, de la Universidad Estatal de Río de Janeiro, realizaron un meta-análisis para evaluar la eficiencia de las intervenciones basadas en dietas y ejercicios en la pérdida de peso a largo plazo (estudios con acompañamientos de más de un año) en personas con obesidad y sobrepeso. Los resultados muestran que, en media, la combinación de dieta y ejercicio lleva a una pérdida de peso de 13%, mientras que sólo la dieta, una pérdida de 10%, siendo que ambos grupos recuperaban en media 50% del peso perdido en el primer año después de la intervención (Curioni & Lourenco, 2005), o sea ,además de la poca diferencia provocada por la inclusión de ejercicios, no había ningún beneficio adicional en el mantenimiento del peso perdido

Jack Wilmore, uno de los fisiólogos más conocidos, publicó dos artículos que también confirman la baja eficiencia de las actividades físicas comúnmente prescritas para la pérdida de peso (Wilmore, 1995, 1996). En los estudios, el autor hizo una revisión de la bibliografía pertinente a los efectos de la actividad física sobre las alteraciones de peso y composición corporal y encontró que seis meses de actividad llevaría a la pérdida de alrededor de 1,6 kg de peso y 2,6 kg de grasa. Estos resultados llevaron a Wilmore a la conclusión de que el ejercicio formal no da lugar a cambios sustanciales en el peso y en la composición corporal, lo que sugiere que la actividad física tendría un papel importante en la prevención, pero no en el tratamiento del sobrepeso y la obesidad.

(Una observación debe hacerse antes de continuar con la presentación de otros datos. Al leer los estudios mencionados anteriormente, podemos argumentar que hay una percepción tendenciosa en las conclusiones de las revisiones y meta-análisis, sin embargo, esta percepción sólo favorece el paradigma dominante, teniendo en cuenta que hay una tendencia a publicarse sólo los resultados positivos, especialmente cuando hay una creencia en esos resultados dentro de un modelo. Es decir, los meta-análisis tienden a favorecer y no estarían en contra del modelo aeróbico).

Algunos años después de la publicación de estas revisiones, Jack Wilmore participó en uno de los mayores estudios ya realizados sobre el ejercicio aeróbico y la composición corporal. Además de Wilmore, estaba en el estudio el ilustre canadiense Claude Bouchard, entre otros autores. El estudio siguió a 557 personas sedentarias durante 20 semanas. El programa de actividad física involucraba tres sesiones semanales de ejercicios aeróbicos prescritos progresivamente, comenzando con sesiones de 30 minutos a 55% del VO_2máx hasta llegar a sesiones de 50 minutos a un 75% del VO_2máx. El análisis del peso y la composición corporal a través de pesaje hidrostático, mostró pobres resultados, revelando una reducción de grasa corporal de sólo el 3%, con una pérdida media de peso entre 100 y 400 gramos, después de cinco meses de estudio. Cabe señalar que todas las sesiones de entrenamiento fueron controlados por un experto y por sistemas computarizados. Las conclusiones refuerzan las afirmaciones anteriores que cuestionan la eficacia real de ejercicio en los programas de pérdida de peso (Wilmore et al., 1999).

Además de estos estudios, hay otros publicados en revistas de prestigio que merecen ser citados. De hecho, para ser precisos, no fue posible encontrar de forma consistente estudios que muestren efectos significativos de los ejercicios aeróbicos en la reducción de peso o grasa corporal.

En un estudio de 1971, Michael Pollock, uno de los discípulos más notorios de Cooper, buscó, junto con sus co-autores, cuantificar los efectos de 20 semanas de senderismo en la composición corporal de hombres de mediana edad. El programa de entrenamiento consistió en caminadas realizadas en cuatro sesiones semanales de unos 40 minutos aproximadamente con una intensidad entre 63 y 76% de la frecuencia cardiaca máxima. A pesar de que los cambios en la composición corporal fueron significativos, los valores absolutos muestran una reducción de tan sólo 1,3 kg de peso y 1,1% en el porcentaje de grasa para el grupo que llevó a cabo las caminadas, al final de 20 semanas.

Van Aggel-Leijssen et al. (2001) dividieron 37 pacientes obesos en dos grupos: dieta y dieta combinada con ejercicios aeróbicos (cuatro sesiones semanales de una hora a 40% del VO_2máx), en un estudio de 12 semanas. Ambos lograron una pérdida similar en el peso corporal (14,8 y 15,2 kg para la grasa (8,7 y 8,5% para la dieta y dieta más ejercicios aeróbicos, respectivamente), evaluada por pesaje hidrostático.

En 2002, Van Aggel-Leijssen y sus colegas publicaron otro estudio envolviendo actividades aeróbicas e individuos obesos; e esta investigación, fueron realizados entrenamientos en una bicicleta de ergometría tres veces por semana en un 40% o 70% del VO_2máx hasta llegar a un gasto de 5 kcal / kg de masa corporal magra, o algo como 350Kcal. Al final del estudio de 12 semanas, ninguno de los grupos lograron reducciones en la masa corporal o cambios en la composición corporal, evaluada por peso hidrostático (Van Aggel-Leijssen et al., 2002). Es decir, incluso gastando energía y esa energía viniendo principalmente de la grasa, no hubo pérdida de peso. Y este resultado fue verificado por diversos estudios.

David C. Nieman y sus colaboradores (Nieman et al, 2002) dividieron 102 hombres obesos en cuatro grupos: 1) grupo de control, 2) dieta (1200-1300 kcal / día), 3) ejercicios (cinco sesiones semanales de 45 minutos a 78,4 $\pm$ 0,5% de la FCM), 4) dieta + ejercicio. El grupo que realizó solamente ejercicios no aumentó el consumo de calorías, teniendo inclusive una reducción insignificante de alrededor de 300 kcal en el total de calorías ingeridas durante el estudio de 12 semanas; Por lo tanto, se puede concluir que la adición de ejercicios ha conducido a un balance calórico negativo. Sin embargo, este grupo no tuvo ninguna reducción significativa en el peso o la grasa corporal, medida por pesaje hidrostático. Al comparar el grupo sometido a la dieta con el presentado a la dieta + ejercicio, la diferencia de pérdida de peso fue de (7,8 vs 8,1 kg para la dieta y la dieta + ejercicio, respectivamente) y la reducción del porcentaje de grasa (4,2 vs. 3,7% para dieta más dieta y ejercicio, respectivamente) fueron similares. Del mismo modo, la combinación de ejercicio aeróbico con dieta no trajo beneficios adicionales en los niveles de colesterol y triglicéridos, y la realización de ejercicios sin dieta no promovió mejoras en estos parámetros. Esto refuerza los resultados de varios estudios que demuestran que el ejercicio aeróbico solo, produce pocos cambios en los lípidos en la sangre, a menos que se combinan con cambios en la dieta o cambios en la composición corporal (Hinkleman & Nieman, 1993; Dengel et al., 1994; Williams et al., 1994; Wood, 1994; Andersen et al., 1995; Katzel et al., 1995; Fox et al., 1996; Leaf et al., 1997; Leon & Sanchez, 2001).

En un estudio realizado por Evans et al. (1999), la composición corporal de los individuos obesos se evaluó mediante DEXA, impedancia bioeléctrica, pliegues cutáneos, IMC y pesaje hidrostático antes y después de 16 semanas de dieta (déficit de 1.000 kcal / día) o dieta + aeróbico (cuatro sesiones semanales de caminada o carrera hasta gastar 350 kcal). La análisis de la dieta reveló que en los grupos que comieron la misma cantidad de calorías, calculándose el gasto calórico del ejercicio como propuesto por el enfoque matemático, se esperaría que los ejercicios aeróbicos contribuyesen para la pérdida adicional de alrededor de 3 Kilogramos de grasa, sin embargo, la pérdida de peso y grasa no fue diferente entre los grupos!

Bond Brill et al. (2002) llegó a la conclusión en un estudio de 12 semanas en el que 56 mujeres con sobrepeso realizaban una de las tres intervenciones: 1) dieta (1200-1400 kcal), 2) dieta combinada con un paseo de 30 minutos, 3) la dieta combinada con 60 minutos de caminata. El objetivo principal del estudio fue investigar el efecto del volumen de caminada en la pérdida de peso producido por la dieta. Los paseos se realizaron cinco veces a la semana en una intensidad seleccionada por el participante, buscando promover una experiencia agradable de ejercicios en compañía de amigos y disfrutar del entorno tranquilo de un parque tropical.

Los resultados mostraron que la pérdida de peso y la grasa no fue diferente entre los grupos. En la discusión, los autores afirman que "la adición de ejercicio no aumentó la cantidad de peso perdido."

En cuanto a los parámetros relacionados con la salud, los grupos que hicieron la caminata tuvieron mayor reducción de la circunferencia de la cintura, pero no había distinción entre hacer 30 o 60 minutos de actividad; los cambios en otras variables como la presión arterial, el colesterol y los triglicéridos en sangre no fueron diferentes entre los grupos.

El proyecto "Physical Activity for Total Health" estudió los efectos de un programa de ejercicios vs. Control en 173 mujeres pos-menopáusicas con sobrepeso. Después de 12 meses de intervención, la pérdida de peso promedio para el grupo que se ejercitó fue sólo de 1,3 kg y la reducción en el porcentaje de grasa corporal fue de aproximadamente 1%, mientras que no hubo cambios significativos en el grupo control. Las actividades se llevaron a cabo a una intensidad moderada, compuesta principalmente por caminadas, y las evaluaciones fueron realizadas por medio del DEXA. Incluso entre los que lleva a cabo un mayor volumen de actividad física (> 195 minutos por semana) la pérdida de grasa es relativamente baja después de un año (Irwin et al., 2003).

El Midwest Exercise Trial contó con la presencia de distinguidos investigadores como José Donnelly, James Hill, Jeffrey Potteiger, John Jakicic y Steven Blair (Donnelly et al, 2003a ;. Donnelly et al., 2003b). En el estudio participaron 74 personas durante 16 meses, en que los individuos fueron asignados para el grupo de control o para realizar ejercicios aeróbicos. Los participantes hacían ejercicios bajo la supervisión de especialistas, cinco veces a la semana durante 45 minutos entre 55 y 70% del VO_2máx. El gasto energético de cada sesión era de alrededor de 667kcal para hombres y 439kcal para las mujeres; el análisis nutricional no mostró aumento en la cantidad o cambio en la calidad de calorías consumidas (Donnelly et al, 2003a ;. Donnelly et al., 2003b). Por lo tanto, se puede inferir que el protocolo atendía las expectativas del modelo metabólico, debido a que las actividades se llevaron a cabo dentro de la gama de la FatMax y el modelo matemático, ya que el gasto de energía acumulada justificaría una reducción de alrededor más de un Kilogramo de grasa por mes en los hombres; para ser más precisos, la estimación matemática es que hubo una pérdida de más de 27 Kilogramos. Sin embargo, el final de un año y cuatro meses de estudio, la pérdida de grasa fue de poco más de 5 Kilogramos en hombres y en mujeres, ni al menos hubo una reducción significativa en el peso o la grasa corporal, a pesar de un balance calórico negativo confirmado por el método de agua doblemente marcada (Donnelly et al, 2003a ;. Donnelly et al., 2003b).

En un estudio con 30 hombres y mujeres con edad entre 35 y 55 años, Ring-Dimitrou et al. (2007) evaluaron los efectos de nueve meses de un programa de entrenamiento de corridas en la composición corporal, lípidos sanguíneos y lipoproteínas. Los entrenamientos fueron prescritos individualmente y evaluados cada trimestre. El objetivo del programa era llevar el grupo a completar una carrera de maratón o medio maratón. La mayoría de los entrenamientos (92%) tenían ejercicios de baja intensidad con niveles de lactato menor o igual a 2 mmol / l (64 - 73% del VO_2máx). Al inicio del estudio, los miembros fueron entrevistados por un nutricionista con experiencia para evaluar la ingesta nutricional y se recomendó a los participantes a no alterar sus hábitos durante el estudio. De hecho, el análisis nutricional reveló que no hubo cambios significativos en la cantidad y calidad de calorías consumidas. Al final del estudio, aunque no pudieron completar la prueba de 20 kilómetros, no hubo cambios significativos en el peso o la composición corporal de los participantes.

Estudios recientes siguen revelando la baja eficiencia de los ejercicios aeróbicos en la reducción de grasa corporal. Tal como el estudio de Krause et al. (2014), donde 25 pacientes obesos fueron sometidos a un programa de 16 semanas de ejercicio en la intensidad de Fatmax o en el umbral ventilatorio, llevado a cabo durante 30 minutos, 3 veces por semana. Al final, los participantes no lograron reducciones significativas en el porcentaje de grasa corporal, evaluada por DEXA, a pesar de haber practicado el ejercicio con un promedio de 92% de adhesión, es decir, no se puede alegar fuga del protocolo.

Los resultados de tales estudios entran en conflicto tanto con el enfoque metabólico como con el matemático, pues los ejercicios al mismo tiempo promueven déficit calóricos y gasto de grasas, ya que las actividades se llevan a cabo dentro de la zona de quema de grasa, sin embargo, las investigaciones no identificaron cambios significativos en la composición corporal. La afirmación de que habría un aumento compensatorio en la ingesta de alimentos no se puede hacer, ya que la mayoría de los estudios controlaron el consumo de calorías, incluso hay casos en que el control del déficit de calorías fue hecho por agua doblemente marcada (Donnelly et al., 2003 ; Donnelly et al, 2003b) . La baja eficiencia de los ejercicios aeróbicos es paradójica cuando se analiza dentro de los modelos dominantes, incluyendo Jack Wilmore que dice que estos resultados son "incompatibles con las expectativas porque la actividad física es una de las principales fuentes de gasto de energía"; continuando, el autor afirma que el cuerpo parece adaptarse para compensar el déficit de energía, reduciendo los efectos agudos del ejercicio (Wilmore, 1995, 1996).

Incluso cuando hay resultados estadísticamente significativos, la relevancia clínica de los resultados obtenidos con los ejercicios aeróbicos es muy cuestionable, ya que los programas que utilizan solamente las actividades aeróbicas durante varios meses raramente tienen pérdida superior a 2% del peso corporal (Garrow & Summerbell, 1995; Wilmore, 1995, 1996; Miller et al., 1997; NIH, 1998; Evans et al., 1999; Wilmore et al., 1999; Donnelly et al., 2003a; Irwin et al., 2003). Incluso si las metas son la estética, los efectos conseguidos difícilmente satisfacen las expectativas de los practicantes.

El supuesto efecto que el ejercicio aeróbico tendría en la preservación de la masa magra, también se ve desafiada por la evidencia científica disponible, teniendo en cuenta que la mayoría de los estudios trae resultados poco expresivos en esta área. Incluso, si hay un efecto en la preservación de la masa corporal magra, es cuestionable si esto sería debido a la masa muscular esquelética o algún otro componente. Garrow y Summerbell (1995), por ejemplo, sugieren que las diferencias en la masa corporal magra eran debido a la retención de glucógeno, que se asocia con la acumulación de agua y de potasio. De hecho, los estudios que analizan los cambios en la proteína muscular más precisamente no encontraron efectos positivos del ejercicio aeróbico (Heymsfield et al., 1989; Evans et al., 1999)

La discrepancia entre la popularidad de las directrices para la prescripción de ejercicios aeróbicos para perder peso y el conjunto de evidencias contradictorias a esta práctica es impactante. En un artículo escrito hace más de una década en el *Journal of the American Dietetic Association*, Chester Zelasko (Zelasko, 1995), de la Universidad de Buffalo, asigna la consolidación de este modelo a un "teléfono inalámbrico". Para el autor, el concepto inicial fue desvirtuado seguidamente al pasar de una persona para otra, hasta que el concepto final estaba completamente diferente de la idea original. En el caso de prescripción de ejercicios aeróbicos, la primera concepción era que esta actividad iría a promover una quema de grasa relativamente alta en relación al descanso durante su realización, sin embargo, nada se ha comprobado en esta magnitud, mucho menos con respecto a su eficacia a largo plazo, pero la difusión del concepto inicial fue modificada hasta que llegamos a la convicción de que esta práctica sería eficaz para la pérdida de peso.

Es alarmante observar que, a pesar de toda la evidencia, seguimos insistiendo en la aplicación del modelo aeróbico hasta nuestros días. Más que una cuestión de Fisiología, el cambio de los modelos de pérdida de peso parece ser una cuestión de filosofía.

Nuestro pensamiento es guiado por el paradigma cartesiano. De acuerdo con este punto de vista, debemos dividir el todo en partes más pequeñas para entenderlo. Uno de los rasgos más llamativos de este paradigma es la explicación de diversos fenómenos a través de ecuaciones matemáticas lineales. Sólo por pensar así, los enfoques metabólicos y matemáticos se han vuelto fácilmente aceptables.

En el caso del enfoque metabólico, es casi inevitable simpatizar con la asociación lineal simple que define toda la teoría: la actividad aeróbica induce la pérdida de grasa durante su realización, por lo que pierde peso. En el caso del modelo matemático, se mantuvo la misma lógica, sin embargo, el concepto fue cambiado un poco: si la grasa es reserva de energía, entonces, un mayor equilibrio calórico negativo necesariamente promovería una mayor pérdida de grasa. En el caso del enfoque metabólico, es extraño ver cómo se ha extendido sin tener al menos una evidencia científica en su favor; tal vez ,el hecho de que su diseño encaja tan bien en nuestro marco conceptual sea el origen de la su integración en nuestro inconsciente colectivo.

Al utilizar nuestro paradigma cartesiano, es preocupantemente e difícil de aceptar que una actividad para quemar calorías en forma de grasa no nos hace perder peso. Este hecho no sólo va en contra de las teorías de la educación física, va en contra de nuestra propia lógica. Sin embargo, el uso de un razonamiento simple y bastante conocido puede ayudarnos a ver esta situación desde otra perspectiva. Podríamos trazar un paralelo con el principio de la super-compensación, como todos conocemos. Cuando realizamos un entrenamiento de intervalo intenso, utilizamos las reservas de glucógeno de forma que estarán ampliamente degradada al final de la actividad.

Sin embargo, después del entrenamiento, cual es la tendencia natural de nuestro cuerpo? Restablecer las reservas de glucógeno y almacenar un poco más de combustible en caso de que se repita el estrés. Cuando realizamos un entrenamiento de musculación intenso, hay una gran exigencia estructural en los tejidos proteicos, a menudo con una cantidad significativa de micro lesiones, con la consiguiente degradación de proteína muscular. Sin embargo, ¿cuál es la tendencia de nuestro cuerpo después del entrenamiento? Restaurar el tejido proteico y dejarlo aún más voluminoso para evitar el impacto de un estrés en el futuro. Cuando hacemos actividad aeróbica, cual es el tejido utilizado prioritariamente? ¿Por qué difícilmente imaginamos que la tendencia de súper-compensación sea seguida también por la grasa?

Aunque esta presentación se simplifica deliberadamente con fines didácticos, existe una amplia evidencia para tal compensación excesiva. La primera es de 1973, cuando Askew et al. entrenaron ratas en una caminadora durante 12 semanas y las sacrificaron 24 horas después del último día del ejercicio. El análisis de tejido adiposo mostró que la esterificación de ácidos grasos fue incrementada en un 59%, por lo que los autores sugieren que tendría una adaptación bioquímica que aumentaría la absorción de grasas en el caso de un período de privación (Beunen & Thomis, 2004).

Varios estudios han encontrado un aumento significativo de las reservas de grasa (Dohm et al., 1977; Craig et al., 1983; Lambert et al., 1994; Kump & Booth, 2005b; Kump et al., 2006) y una disminución en la sensibilidad a la insulina (Kump & Booth, 2005a) unos días después de finalizar el entrenamiento aeróbico. Incluso después de poco más de dos días, los grupos entrenados mostraron, en algunos casos, niveles de grasa visceral superiores a los encontrados en sedentarios (Kump y Booth, 2005b).

Para tener una idea de las alteraciones agudos, estudios en ratas indican que 5 horas después de la interrupción de la actividad, la síntesis de triglicéridos fue 30% mayor para el grupo que se ejercitó, en comparación con las sedentarias. Sin embargo, en la evaluación posterior a 10 horas los valores habían aumentado 14 veces, por lo que en las sedentarias era 79% menor que el grupo que se ejercitó. Cincuenta y tres horas después de la actividad, la síntesis de triglicéridos en el grupo que hizo ejercicios aeróbicos fue casi cinco veces mayor que para las sedentarias!! (Kump & Booth, 2005b).

Sin embargo, un fallo de estos estudios fue no haber controlado la alimentación, incurriendo en que los grupos sometidos a la actividad aeróbica generalmente aumentaba su consumo de calorías con el entrenamiento y la mantenía alta, incluso después de dejar de hacer ejercicio. Pero un estudio realizado por investigadores de Estados Unidos corrigió este problema y acabó por señalar el fenómeno de la súper-compensación de manera inequívoca.

El grupo Laye et al. (2007) proporcionó acceso libre a la caminadora a jóvenes ratas durante 42-43 días. Después de este tiempo, se colocaron en inactividad y se sacrificaron después de 5, 53 o 173 horas. En el período de inactividad, la mitad de las ratas tuvieron libre acceso a los alimentos, mientras que la otra mitad se proporcionó la cantidad de calorías ingeridas por las ratas sedentarias. Los resultados mostraron que incluso con la alimentación controlada, tuvo un aumento significativo en la grasa visceral cuando se compararon a los que se sacrificaron después de 5 y 173 horas de inactividad. Lo más sorprendente fue la hiperplasia de células de grasa, y no solamente por su aumento de tamaño!

Mediante la observación de tales pruebas, es más fácil entender los resultados de una extensa investigación, como los análisis del Centers for Disease Control and Prevention (CDC), en los que es posible notar una disminución del sedentario prácticamente en espejo con el aumento de sobrepeso, es decir, las personas son menos sedentarias y mismo así engordan (los datos se pueden ver en el sitio web de la organización)! Porque, después de todo, los ejercicios aeróbicos, especialmente caminar, todavía son las actividades más comúnmente utilizados para la pérdida de peso (Kruger et al., 2007).

También es más fácil ver los resultados de Wing & Phelan (2005), que demuestra que entre las personas que pueden perder peso, sólo el 1% utiliza el ejercicio para alcanzar sus metas. Muchas personas, al leer este capítulo, pueden pensar "¿Cómo es eso? Mas yo conozco varias personas que perdieron peso haciendo aeróbica!". Lo que debemos preguntar es, ¿Será que ellas hicieron solamente ejercicios aeróbicos o también adoptaron dieta y otras actividades? O, entonces ¿será que no estamos viendo sólo el 1% de la población? La baja eficiencia de las actividades comúnmente utilizadas puede explicar, además del crecimiento incontrolado del exceso de peso, la poca adherencia a la práctica de ejercicios, especialmente la pequeña participación en la actividad guiada por profesionales. Imaginen la frustración de una persona con sobrepeso que practicando apenas actividad física, pierde menos de 100 gramos de grasa por semana! Es necesario que revisemos nuestros métodos con urgencia.

Referencias bibliográficas

Andersen RE, Wadden TA, Bartlett SJ, Vogt RA & Weinstock RS. (1995). Relation of weight loss to changes in serum lipids and lipoproteins in obese women. *Am J Clin Nutr* **62,** 350-357.

Avenell A, Brown TJ, McGee MA, Campbell MK, Grant AM, Broom J, Jung RT & Smith WC. (2004). What interventions should we add to weight reducing diets in adults with obesity? A systematic review of randomized controlled trials of adding drug therapy, exercise, behaviour therapy or combinations of these interventions. *J Hum Nutr Diet* **17,** 293-316.

Ballor DL & Keesey RE. (1991). A meta-analysis of the factors affecting exercise-induced changes in body mass, fat mass and fat-free mass in males and females. *Int J Obes* **15,** 717-726.

Ballor DL & Poehlman ET. (1994). Exercise-training enhances fat-free mass preservation during diet-induced weight loss: a meta-analytical finding. *Int J Obes Relat Metab Disord* **18,** 35-40.

Beunen G & Thomis M. (2004). Gene powered? Where to go from heritability (h^2) in muscle strength and power? *Exercise and Sport Science Reviews* **32,** 148-154.

Bond Brill J, Perry AC, Parker L, Robinson A & Burnett K. (2002). Dose-response effect of walking exercise on weight loss. How much is enough? *Int J Obes Relat Metab Disord* **26,** 1484-1493.

Craig BW, Thompson K & Holloszy JO. (1983). Effects of stopping training on size and response to insulin of fat cells in female rats. *J Appl Physiol* **54,** 571-575.

Curioni CC & Lourenco PM. (2005). Long-term weight loss after diet and exercise: a systematic review. *Int J Obes (Lond)* **29,** 1168-1174.

Dengel DR, Hagberg JM, Coon PJ, Drinkwater DT & Goldberg AP. (1994). Comparable effects of diet and exercise on body composition and lipoproteins in older men. *Med Sci Sports Exerc* **26,** 1307-1315.

Dohm GL, Barakat HA, Tapscott EB & Beecher GR. (1977). Changes in body fat and lipogenic enzyme activities in rats after termination of exercise training. *Proc Soc Exp Biol Med* **155,** 157-159.

Donnelly JE, Hill JO, Jacobsen DJ, Potteiger J, Sullivan DK, Johnson SL, Heelan K, Hise M, Fennessey PV, Sonko B, Sharp T, Jakicic JM, Blair SN, Tran ZV, Mayo M, Gibson C & Washburn RA. (2003a). Effects of a 16-month randomized controlled exercise trial on body weight and composition in young, overweight men and women: the Midwest Exercise Trial. *Arch Intern Med* **163,** 1343-1350.

Donnelly JE, Kirk EP, Jacobsen DJ, Hill JO, Sullivan DK & Johnson SL. (2003b). Effects of 16 mo of verified, supervised aerobic exercise on macronutrient intake in overweight men and women: the Midwest Exercise Trial. *Am J Clin Nutr* **78,** 950-956.

Epstein LH & Wing RR. (1980). Aerobic exercise and weight. *Addict Behav* **5,** 371-388.

Evans EM, Saunders MJ, Spano MA, Arngrimsson SA, Lewis RD & Cureton KJ. (1999). Body-composition changes with diet and exercise in obese women: a comparison of estimates from clinical methods and a 4-component model. *Am J Clin Nutr* **70,** 5-12.

Fox AA, Thompson JL, Butterfield GE, Gylfadottir U, Moynihan S & Spiller G. (1996). Effects of diet and exercise on common cardiovascular disease risk factors in moderately obese older women. *Am J Clin Nutr* **63,** 225-233.

Garrow JS & Summerbell CD. (1995). Meta-analysis: effect of exercise, with or without dieting, on the body composition of overweight subjects. *Eur J Clin Nutr* **49,** 1-10.

Hedley AA, Ogden CL, Johnson CL, Carroll MD, Curtin LR & Flegal KM. (2004). Prevalence of overweight and obesity among US children, adolescents, and adults, 1999-2002. *Jama* **291,** 2847-2850.

Heymsfield SB, Casper K, Hearn J & Guy D. (1989). Rate of weight loss during underfeeding: relation to level of physical activity. *Metabolism* **38,** 215-223.

Hinkleman LL & Nieman DC. (1993). The effects of a walking program on body composition and serum lipids and lipoproteins in overweight women. *J Sports Med Phys Fitness* **33,** 49-58.

Irwin ML, Yasui Y, Ulrich CM, Bowen D, Rudolph RE, Schwartz RS, Yukawa M, Aiello E, Potter JD & McTiernan A. (2003). Effect of exercise on total and intra-abdominal body fat in postmenopausal women: a randomized controlled trial. *Jama* **289,** 323-330.

Katzel LI, Bleecker ER, Colman EG, Rogus EM, Sorkin JD & Goldberg AP. (1995). Effects of weight loss vs aerobic exercise training on risk factors for coronary disease in healthy, obese, middle-aged and older men. A randomized controlled trial. *Jama* **274,** 1915-1921.

Krause M, Rodrigues-Krause J, O'Hagan C, Medlow P, Davison G, Susta D, Boreham C, Newsholme P, O'Donnell M, Murphy C & De Vito G. (2014). The effects of aerobic exercise training at two different intensities in obesity and type 2 diabetes: implications for oxidative stress, low-grade inflammation and nitric oxide production. *Eur J Appl Physiol* **114,** 251-260.

Kruger J, Yore MM & Kohl HW, 3rd. (2007). Leisure-Time Physical Activity Patterns by Weight Control Status: 1999-2002 NHANES. *Med Sci Sports Exerc* **39,** 788-795.

Kump DS & Booth FW. (2005a). Alterations in insulin receptor signalling in the rat epitrochlearis muscle upon cessation of voluntary exercise. *J Physiol* **562,** 829-838.

Kump DS & Booth FW. (2005b). Sustained rise in triacylglycerol synthesis and increased epididymal fat mass when rats cease voluntary wheel running. *J Physiol* **565,** 911-925.

Kump DS, Laye MJ & Booth FW. (2006). Increased mitochondrial glycerol-3-phosphate acyltransferase protein and enzyme activity in rat epididymal fat upon cessation of wheel running. *Am J Physiol Endocrinol Metab* **290,** E480-489.

Lambert EV, Wooding G, Lambert MI, Koeslag JH & Noakes TD. (1994). Enhanced adipose tissue lipoprotein lipase activity in detrained rats: independent of changes in food intake. *J Appl Physiol* **77,** 2564-2571.

Laye MJ, Thyfault JP, Stump CS & Booth FW. (2007). Inactivity induces increases in abdominal fat. *J Appl Physiol* **102,** 1341-1347.

Leaf DA, Parker DL & Schaad D. (1997). Changes in VO2max, physical activity, and body fat with chronic exercise: effects on plasma lipids. *Med Sci Sports Exerc* **29,** 1152-1159.

Leon AS & Sanchez OA. (2001). Response of blood lipids to exercise training alone or combined with dietary intervention. *Med Sci Sports Exerc* **33,** S502-515; discussion S528-509.

Miller WC, Koceja DM & Hamilton EJ. (1997). A meta-analysis of the past 25 years of weight loss research using diet, exercise or diet plus exercise intervention. *Int J Obes Relat Metab Disord* **21,** 941-947.

Nieman DC, Brock DW, Butterworth D, Utter AC & Nieman CC. (2002). Reducing diet and/or exercise training decreases the lipid and lipoprotein risk factors of moderately obese women. *J Am Coll Nutr* **21,** 344-350.

NIH. (1998). Clinical Guidelines on the Identification, Evaluation, and Treatment of Overweight and Obesity in Adults--The Evidence Report. National Institutes of Health. *Obes Res* **6 Suppl 2,** 51S-209S.

Ogden CL, Carroll MD, Curtin LR, McDowell MA, Tabak CJ & Flegal KM. (2006). Prevalence of overweight and obesity in the United States, 1999-2004. *Jama* **295,** 1549-1555.

Ring-Dimitriou S, von Duvillard SP, Paulweber B, Stadlmann M, Lemura LM, Peak K & Mueller E. (2007). Nine months aerobic fitness induced changes on blood lipids and lipoproteins in untrained subjects versus controls. *Eur J Appl Physiol* **99,** 291-299.

van Aggel-Leijssen DP, Saris WH, Hul GB & van Baak MA. (2001). Short-term effects of weight loss with or without low-intensity exercise training on fat metabolism in obese men. *Am J Clin Nutr* **73,** 523-531.

van Aggel-Leijssen DP, Saris WH, Wagenmakers AJ, Senden JM & van Baak MA. (2002). Effect of exercise training at different intensities on fat metabolism of obese men. *J Appl Physiol* **92,** 1300-1309.

Williams PT, Stefanick ML, Vranizan KM & Wood PD. (1994). The effects of weight loss by exercise or by dieting on plasma high-density lipoprotein (HDL) levels in men with low, intermediate, and normal-to-high HDL at baseline. *Metabolism* **43,** 917-924.

Wilmore JH. (1995). Variations in physical activity habits and body composition. *Int J Obes Relat Metab Disord* **19 Suppl 4,** S107-112.

Wilmore JH. (1996). Increasing physical activity: alterations in body mass and composition. *Am J Clin Nutr* **63,** 456S-460S.

Wilmore JH, Despres JP, Stanforth PR, Mandel S, Rice T, Gagnon J, Leon AS, Rao D, Skinner JS & Bouchard C. (1999). Alterations in body weight and composition consequent to 20 wk of endurance training: the HERITAGE Family Study. *Am J Clin Nutr* **70,** 346-352.

Wing RR. (1999). Physical activity in the treatment of the adulthood overweight and obesity: current evidence and research issues. *Med Sci Sports Exerc* **31,** S547-552.

Wing RR & Phelan S. (2005). Long-term weight loss maintenance. *Am J Clin Nutr* **82,** 222S-225S.

Wood PD. (1994). Physical activity, diet, and health: independent and interactive effects. *Med Sci Sports Exerc* **26,** 838-843.

Zelasko CJ. (1995). Exercise for weight loss: what are the facts? *J Am Diet Assoc* **95,** 1414-1417.

Enfoque bioquímico

Propuesta basada en las alteraciones bioquímicas y de comportamiento

Como se dijo anteriormente, el entrenamiento aeróbico de baja intensidad y de larga duración no es tan eficiente como se cree para reducir el peso corporal o para promover cambios en la composición corporal. Sin embargo, es muy difícil ver estos resultados en una concepción lineal - Es paradójico pensar que una actividad que gasta energía y quema grasa no es suficiente para bajar de peso. La única explicación posible es que el cuerpo cambia su funcionamiento para compensar los efectos agudos del ejercicio y mantener constantes sus reservas de grasa. Así, algunos cambios metabólicos merecen ser destacados y se abordarán más adelante en este capítulo, pero recuerden que algunos de ellos son construcciones teóricas y independientemente de que sean comprobadas posteriormente, ahora está demostrado consistentemente que el ejercicio aeróbico de baja intensidad es ineficiente en la pérdida de peso. Este hecho está consolidado por décadas de investigación y el resultado de cientos de artículos, la búsqueda ahora es por la comprensión de este fenómeno.

Debemos dejar claro que el objetivo de esta obra no es condenar los ejercicios aeróbicos de baja intensidad. Sin embargo, la evidencia de sus efectos limitados no permite las relaciones lineales entre la grasa o la energía pérdida durante la actividad y la pérdida de peso en términos cuantitativos. Mediante el análisis de los procesos fisiológicos en los diferentes tipos de entrenamientos y sus resultados prácticos, se concluye que los entrenamientos intensos, sobre todo el de intervalo, producen cambios más positivos para las personas que desean reducir la grasa corporal a largo plazo. Además, este tipo de entrenamiento está más cerca de la realidad cotidiana de la mayoría de la gente, porque la recomendación de 200 a 300 minutos de actividad física por semana para la pérdida y mantenimiento del peso

(Jakicic et al., 2001) no es factible para muchos debido a la falta de tiempo.

Eficiencia del entrenamiento intenso

Muchos entusiastas proponen analizar el físico de los velocistas y corredores de fondo para apoyar la defensa del uso de un entrenamiento intenso. En realidad, los datos de la composición corporal de los deportistas de alto nivel muestran que los maratonistas y corredores de larga distancia tienen un menor porcentaje de grasa que los velocistas, las mujeres velocistas suelen tener menor porcentaje de grasa (Pipes, 1977; Malina et al., 1982; Fleck, 1983).Aunque atractiva, esta comparación debe hacerse con precaución, teniendo en cuenta no sólo el tipo de entrenamiento, sino también la genética, la alimentación y el control de otros factores.

En un estudio transversal, Tremblay et al. (1990) examinó la relación entre la intensidad de la actividad física realizada normalmente y la composición corporal de más de 2.500 personas. Por medio de un cuestionario, los sujetos fueron divididos en cuatro grupos de acuerdo a la intensidad de las actividades habitualmente realizadas: 1) menor de cinco Mets, 2) entre cinco y siete MET, 3) entre siete y nueve MET, 4) superior a nueve Mets. Aunque no existe una diferencia en el gasto de energía entre los grupos que realizaron actividades con mayor (> 9 MET) o menor intensidad (<5 MET), los resultados mostraron que los individuos que están generalmente involucrados en actividades intensas tienen una menor proporción cintura-cadera y una menor cantidad de grasa subcutánea. Los mismos resultados fueron encontrados por Yoshioka et al. (2001). Del mismo modo, Dionne et al. (2000) y Gutin et al. (2002) encontraron, que en adolescentes, la capacidad cardiovascular y el porcentaje de grasa eran inversamente proporcionales con la realización de actividades vigorosas, pero no había ninguna relación con la participación en actividades moderadas.

Estos resultados fueron confirmados por un estudio experimental comparando los efectos de los entrenamientos continuos y de intervalo (Tremblay et al., 1994). El protocolo continuo involucraba la realización de cuatro a cinco sesiones semanales, con una duración inicial de 30 minutos, progresando a 45 minutos durante todo el estudio. La intensidad también era progresiva, correspondiendo inicialmente al 60% de la FC máxima de reserva y alcanzando el 85%, estando dentro del rango en que se promueve la quema máxima de grasa (Achten et al., 2002). El entrenamiento del intervalo se realizó con sprint cortos (de 15 a 30 segundos) y largos (60 a 90 segundos). A pesar del gasto calórico en el entrenamiento continuo ser más del doble que en el entrenamiento de intervalo (120,4 X 57,9 MJ), la pérdida de grasa con el entrenamiento de intervalo fue significativamente mayor al final del estudio. El cálculo de la reducción de la grasa subcutánea corregida para el gasto calórico mostró que la actividad intercalada condujo a una pérdida de grasa nueve veces mayor que la continua !!!!

En un estudio más reciente, encontramos resultados similares al de Tremblay et al. (1994). Ya en la introducción, Trapp et al. (2008) destaca que la mayoría de los programas de pérdida de peso se basa en el ejercicio continuo de unos 30 minutos a intensidades moderadas, esto lamentablemente, ha llevado a la pérdida de poco o ningún peso. El autor cita el estudio de Trembaly et al. (1994), sin embargo, señala que el protocolo difícilmente podría ser seguido por individuos obesos e inactivos. De este modo, los autores han desarrollado e implementado un programa de pruebas; un estudio de 15 semanas comparó el entrenamiento de intervalo realizado en alta intensidad (20 minutos, 8 segundos de sprint y 12 segundos de recuperación), con entrenamiento continuo (40 minutos al 60% del VO2máx) en un grupo de control de composición corporal y metabolismo en mujeres obesas jóvenes. De acuerdo con los resultados de los análisis nutricionales, no hubo ningún cambio nutricional para cualquiera de los grupos, sin embargo, se observó una tendencia de aumento para el grupo que entrenó intervalo y una reducción para el grupo que entrenó el continuo; sumando estas distancias, la diferencia sería de alrededor de 666 Kcal / día. Sin embargo, incluso con gastos calóricos similares, los resultados revelaron que apenas el grupo que entrenó intervalo redujo la grasa corporal (2,5 kg); si se excluyen los que no respondieron, los valores de reducción están cerca de los 4 kg. Los resultados de la grasa abdominal central han demostrado que el entrenamiento de intervalo promovió una mayor reducción, mientras que el aeróbico y el grupo de control no tuvieron aumentos significativos en este parámetro. El análisis de la insulina basal mostró que sólo la reducción promovida por el entrenamiento de intervalo (31%) fue significativamente mayor que en el control.

En un estudio de hombres activos, MacPherson et al. (2011) utilizaron entrenamientos continuos (comenzando con 30 minutos y llegando a 60 minutos al final del estudio) y el intervalo (4-6 sprint máximos de 30 segundos con 4 minutos de intervalos) durante seis semanas, y encontraron que la pérdida de grasa fue de 5,8% y 12,4% para los entrenamientos continuos y de intervalos, respectivamente. En remeros de alto nivel, Shing et al. (2013) encontró que el entrenamiento de intervalo (8 sprint de 2,5 minutos a 90% de la potencia, con intervalos de 40% hasta llegar a 70% de la frecuencia cardiaca máxima o 5 minutos) aumentó los niveles de adiponectina, aumentó el VO2máx, la potencia en la prueba de 4 min y redujo la grasa corporal, mientras que las sesiones de 35 a 40 minutos a 2 a 3 mmol de lactato no dieron lugar a estos parámetros.

El hecho de que personas involucradas en actividades intensas tengan menos cantidad de grasa, incluso utilizando menos energía y trabajando fuera de la zona de quema de grasa, muestra que factores más allá del sustrato utilizado o de la energía gastada pueden afectar los resultados de un programa de pérdida de peso, contrariando los modelos mencionados anteriormente. A partir de ese momento, algunas hipótesis han surgido para tratar de explicar el fenómeno.

Importancia de la intensidad

La intensidad parece ser un factor importante en los resultados ya que los protocolos de intervalos menos intensos no muestran los mismos efectos, según lo verificado por Racil et al. (2013) y Keating et al. (2014). Racil et al. (2013) los autores compararon los efectos de 12 semanas de un protocolo de entrenamiento de alta intensidad con un de baja intensidad en adolescentes obesos. Ambos protocolos implicaban el mismo número de sprint de 30 segundos, alternando con intervalos de descanso de 30 segundos, en el de alta intensidad el sprint fue con una intensidad de 100 a 110% de VO2max, mientras que el la intensidad moderada varió de 70 a 80%. A pesar de que la pérdida de grasa fue significativa en ambos grupos, las resultantes fueron superiores para las intensidades más altas. Además, los resultados de la sensibilidad a la insulina, lípidos en sangre y otros factores fueron mejores en el protocolo de alta intensidad.

Más adelante en el estudio de Keating et al. (2014), los participantes comenzaron los entrenamientos intercalados con cuatro sprint al 120% del VO2máx en una proporción de 30:180; para tener una idea, el estudio de Tabata et al. (1996) muestra que durante los sprint de 20 segundos a 170% de iVO2máx con 10 segundos de intervalo, la fatiga (definida como la pérdida de un 20% de la capacidad de trabajo) se produjo entre el séptimo y el octavo sprint, es decir, el protocolo fue bastante leve . Incluso al final, para compensar seis sprint a 60:120, se podría suponer que la intensidad era la adecuada, pero como no hay informes de correcciones de intensidad, el entrenamiento sigue siendo bastante leve. De hecho, el modelo utilizado en el estudio es un entrenamiento para casos clínicos. Ya el entrenamiento continuo involucró 45 minutos de bicicleta al 65% iVO2máx como el FatMax de sedentarios y inferior al 50% de iVO2máx (Venables et al., 2005), se concluye que la intensidad fue relativamente alta. Además, es importante señalar que las mujeres constituían el 30% del grupo de intervalo y 18% del grupo continuo, lo que puede haber influido en los resultados, debido a una mayor dificultad en la pérdida de grasa en las mujeres.

El gasto energético en reposo

Cuando una persona es capaz de reducir significativamente el peso corporal, esta reducción es típicamente acompañada por una disminución en el metabolismo de reposo, como si el cuerpo reaccionase contra la "agresión" y tratase de mantener un equilibrio con el fin de impedir la pérdida de peso y facilitar la recuperación del peso perdido (Leibel et al, 1995 ;. Rosenbaum et al., 2000). En este sentido, Lean & James (1988) encontró que post-obesos tienen una menor tasa metabólica en reposo (TMR) ajustado por la masa corporal magra en comparación con las personas de peso normal, sin embargo, lo mismo no se observó con personas obesas. Esto puede indicar que este ajuste es para atenuar la pérdida de peso.

Además, un estudio en niños de 4-5 años mostró que el TMR de niños con padres obesos fue en promedio 16% menor en comparación con los niños cuyos padres nunca fueron obesos, (Griffiths et al., 1990). Astrup et al. (1996) compararon 28 mujeres post-obesas con 28 de control que nunca fueron obesas y no encontró diferencias entre los grupos con respecto a la edad, el peso y la composición corporal estimada por bioimpedancia. Sin embargo, el grupo de post-obesas tenían niveles plasmáticos más bajos de T3 y la TMR fue 8% menor en post-obesas, y esta diferencia se mantuvo incluso cuando se ajustó por la masa magra.

Varios estudios no han encontrado diferencias significativas en TMR entre post-obesos y grupo de control (Bukkens et al., 1991; de Peuter et al., 1992; Nelson et al., 1992; Amatruda et al., 1993; Raben et al., 1994; Larson et al., 1995; Weinsier et al., 1995). Sin embargo, el grupo de post-obesos normalmente presentaba un TMR más bajo, de modo que el pequeño número de individuos en la muestra puede haber sido la causa de la falta de significación estadística. Como un medio para eludir el problema de las muestras reducidas, Astrup et al. (1999) realizaron un meta-análisis para comparar la tasa metabólica en reposo de ex obesos y controles que nunca fueron obesos. Los resultados mostraron que la tasa metabólica en reposo era 3-5% menor en ex-obesos comparándolos con los controles obesos. Los autores señalan que los estudios revisados involucraban sólo obesos que han tenido éxito en la reducción de peso corporal de manera significativa, por lo que las diferencias podrían ser aún más significativas si se hubieran incluido personas con mayor dificultad para perder peso. Para Astrup et al. (1999), independientemente de esta característica ser genética o adquirida, probablemente aumentaría la susceptibilidad de las personas obesas a ganar peso y dificultaría el proceso de pérdida de peso, por lo que las intervenciones de ejercicios debe tratar de cambiar esta situación, es decir, se deben aumentar o mantener gasto energético en reposo.

Algunos estudios transversales han demostrado que el ejercicio aeróbico puede aumentar el gasto de energía en reposo (Ballor & Poehlman, 1992; Sjodin et al., 1996; Grund et al., 2001). Sin embargo, estos resultados fueron cuestionados por otros estudios. Evidencias variadas muestran que en términos crónicos, entrenamiento aeróbico parece tener un efecto negativo sobre el metabolismo de la energía, teniendo en cuenta que los atletas de resistencia tienen menor gasto energético en reposo y durante la actividad física (ambos corregidos por la masa magra) en comparación con sedentarios e atletas de fuerza (Roy et al., 1998; van Aggel-Leijssen et al., 2002; Schrauwen & Hesselink, 2003), menor movilización de grasas (Calles-Escandon & Driscoll, 1994; Kriketos et al., 2000) y menor termogénesis inducido por los alimentos (Leblanc et al., 1982; LeBlanc et al., 1984a; LeBlanc et al., 1984b).

En este sentido, Roy et al. (1998) compararon el metabolismo de tres grupos de jóvenes: 1) sedentarios, 2) entrenados aeróbicamente; 3) entrenados con musculación. Para identificar los participantes como entrenados era necesario un mínimo de tres sesiones semanales de más de 1,5 horas. Los resultados mostraron que la tasa metabólica en reposo corregido por la masa corporal magra fue mayor en sedentarios que en individuos entrenados aeróbicamente, es decir, personas con historial de entrenamiento aeróbico gastan menos energía por unidad de masa magra para mantener sus funciones vitales.

LeBlanc et al. (1984b) planteó la hipótesis de que el ejercicio aumenta el efecto térmico de los alimentos, lo que contribuye para el control de peso, supuestamente asociado con la actividad física. Para evaluar esta hipótesis, se comparó el metabolismo entre los individuos entrenados y no entrenados después de una comida de 755 Kcal. Los entrenados tenían por lo menos tres años de experiencia y corrían entre 100 y 160 kilómetros a la semana. Los resultados mostraron que el efecto térmico de los alimentos fue dos veces mayor para los individuos sedentarios en comparación con los atletas de resistencia. Además, los niveles plasmáticos de noradrenalina fueron mayores en personas sedentarias como un resultado similar al obtenido por Tremblay et al. (1983).

En cuanto a la gasto de energía en reposo, los estudios experimentales han encontrado que el entrenamiento aeróbico continuo, como se indica habitualmente para la pérdida de peso, puede tener un efecto negativo, reduciendo la cantidad de calorías quemadas en reposo.

En 1989, Heymsfield y sus colegas sometieron un grupo de mujeres obesas a una dieta de 900 Kcal diarias y las dividieron en dos grupos: un grupo practicó caminatas durante 5,6 km (gasto energético de 346 Kcal por día) el otro permaneció sedentario. La composición corporal se evaluó por medio del pesaje hidrostático, y el metabolismo de proteínas, mediante el balance de nitrógeno. A pesar de que el gasto calórico al final del estudio fue el equivalente a la pérdida de alrededor de 2 kg de grasa, el grupo que practicó actividades aeróbicas tuvo la misma pérdida de peso, de grasa y el mismo balance de nitrógeno que el grupo que permaneció sedentario. Además, la caída de metabolismo en reposo ajustado por la masa magra para el grupo que se ejercitó fue casi el doble en comparación con el que quedó sedentario. Los resultados muestran que el ejercicio aeróbico no proporcionó beneficios adicionales para la pérdida de peso e incluso hizo que sus practicantes presentaran tendencia a compensar el desequilibrio energético más acentuado por medio de la reducción del metabolismo en reposo.

En uno de los estudios más completos sobre el tema, investigadores canadienses examinaron los efectos del entrenamiento aeróbico prolongado en la tasa metabólica basal, niveles de noradrenalina y hormonas tiroideas en gemelos monocigóticos. Once pares de gemelos jóvenes fueron alojados en una estación de investigación por 117 días consecutivos (17 días de observación inicial, 93 días de ejercicio y 7 días de pruebas finales), durante los cuales fueron supervisadas las 24 horas del día. Los participantes fueron pesados diariamente y la composición corporal evaluada mensualmente por pesaje hidrostático. La dieta era estrictamente controlada y constante ajustada de acuerdo a la composición corporal. Los ejercicios se realizaron todos los días (había un día de descanso cada 10 días) en dos sesiones diarias de una hora aproximadamente, manteniendo la intensidad entre el 50 y el 55% del VO2 máx. La actividad se calculó para promover el gasto de energía de 1000 Kcal/día. Aunque no hubo pérdida de masa magra, la tasa metabólica en reposo cayó 8% al final del estudio. Con respecto al sistema endocrino, los niveles de norepinefrina, T3 y T4 se redujeron significativamente después del entrenamiento.

Estos cambios en las hormonas tiroideas ya habían sido encontradas en estudios anteriores (Phinney et al., 1988) y se encontró de nuevo en estudios recientes (Ali et al., 2005). Ali et al. (2005), sometieron individuos de la tercera edad a un programa de actividad aeróbica de seis meses (tres sesiones semanales de 60 minutos en la intensidad del umbral ventilatorio) y, además de no encontrar cambios en la composición corporal, evaluados por DEXA, se encontró una disminución significativa en la tasa metabólica de reposo, y en los niveles de T4. Los cambios en los niveles de noradrenalina también son preocupantes, porque estudios anteriores han encontrado que los post-obesos tienen menores niveles de adrenalina en comparación con los de control (Astrup et al., 1994 ;. Raben et al, 1994), lo que puede ayudar a la ganancia de peso.

El perjuicio del entrenamiento aeróbico al metabolismo fue verificado en otras ocasiones .En un artículo de 1998, Dolezal y Potteiger encontraron que 10 semanas de entrenamiento aeróbico promueven una reducción significativa en la tasa metabólica basal, aunque no hay pérdida de masa magra. Un estudio realizado por Van Aggel-Leijssen et al. (2002) llegaron a conclusiones similares a las del grupo de Tremblay (Tremblay et al., 1997), con una reducción del 8% en el gasto energético en reposo en obesos sometidos a 12 semanas de entrenamiento aeróbico al 70% del VO2máx, incluso sin cambios en la masa magra.

Cabe señalar, sin embargo, que el año anterior, Van Aggel-Leijssen et al. (2001) no habían identificado disminución del TMR o cambios en la actividad simpática después de las actividades aeróbicas. También hay estudios que han encontrado un aumento de TMR como resultado del entrenamiento aeróbico, como Tremblay et al. (1986) y Poehlman et al. (1991). Del mismo modo, el estudio transversal Ballor & Poehlman (1992) mostró que los practicantes de actividades aeróbicas tuvieron mayor TMR corregido para la masa corporal magra en comparación con los sedentarios y los que practicaban musculación. Posteriormente, el estudio Sjodin et al. (1996) encontró que atletas de resistencia de ambos sexos tuvieron mayor TMR corregido para la masa corporal magra en comparación con los sedentarios.

De este modo, la literatura ofrece una cantidad sustancial de material que muestra que el ejercicio aeróbico puede tener una influencia negativa sobre el metabolismo, pero todavía hay controversia. A pesar de haber un gran número de evidencias, estos resultados necesitan más estudios, especialmente combinando muestras más grandes a métodos precisos para evaluar tanto la composición corporal como el metabolismo basal.

Enzimas del metabolismo aeróbico y anaeróbico

La estabilidad estructural del cuerpo humano esconde una multitud de reacciones complejas para mantener la homeostasis. La alternancia de las demandas y oferta de energía, tanto en términos cuantitativos y cualitativos, hace con que sean necesarias varias vías fisiológicas para satisfacer las necesidades específicas del cuerpo .Este ajuste fisiológico es llamado por Marzocco & Torres (1999) de regulación metabólica, la cual es mantenida a través de la interferencia directa de las reacciones químicas que componen el metabolismo, cuyo resultado directo es la disponibilidad o la acumulación de sustratos. En el caso de reacciones biológicas, el mecanismo de regulación se ejerce sobre las enzimas que tienen sus concentraciones y actividades cambiadas según las situaciones fisiológicas específicas. En este sentido, la obesidad y el aumento de peso parecen ter estrecha relación con enzimas del metabolismo aeróbico y anaeróbico.

En el primer estudio, Francesco Zurlo y sus colegas investigaron la relación entre las características bioquímicas del metabolismo muscular en adultos jóvenes sedentarios (Zurlo et al., 1994). Entre las enzimas estudiadas estaba la fosfofructoquinasa (PFK), el citrato sintasa (CS), y la beta-hidroxiacil CoA deshidrogenasa (HADH) limitante de la glucólisis, ciclo de Krebs y la beta oxidación, respectivamente. Según los resultados, tanto el gasto de energía en 24 horas como el gasto de energía durante el sueño se relacionan positivamente con la actividad de la enzima PFK. El coeficiente respiratorio en reposo se correlacionó inversamente con la actividad de la enzima HADH. Estos hallazgos llevaron a los autores a sugerir que las personas con menor actividad en estas enzimas estarían sujetas a un mayor riesgo de acumulación de grasa corporal.

De hecho, varios estudios con hombres sedentarios, obesos y de peso normal, encontraron que la actividad del CS en el vasto lateral está directamente relacionada con la oxidación de grasas en reposo y sensibilidad a la insulina, e inversamente relacionada con el porcentaje de grasas y adiposidad central (Colberg et al., 1995; Hickey et al., 1995; Kriketos et al., 1996).

Jean-Aimé Simoneau et al (1999) estudiaron 55 adultos con peso normal y obesos para descubrir marcadores musculares que pueden estar relacionados con el metabolismo de los ácidos grasos. Todos los sujetos eran sedentarios, con el fin de reducir la interferencia de la preparación física en las actividades de las enzimas estudiadas. Las personas obesas fueron sometidas a un programa de pérdida de peso de 16 semanas. Según los resultados, los obesos presentaban una expresión menor de HADH y sus niveles se demostraban más reducidos aún más después de la pérdida de peso. Además, también tenía menor actividad de la carnitina acil transferasa (CAT), que estaba relacionada con la actividad del CS. Según los autores, los cambios enzimáticos pueden favorecer la re-esterificación de ácidos grasos en lugar de direccionarlo para la oxidación.

En estudios anteriores del mismo grupo de investigadores, la obesidad se asocia con una baja actividad de las enzimas del metabolismo aeróbico en personas sedentarias y se encontró que la pérdida de peso acentúa aún más este marco (Simoneau et al., 1995; Simoneau & Kelley, 1997; Kelley et al., 1999). Del mismo modo, Raben et al. (1998) comparó el metabolismo de ex-obesos con el de personas que nunca fueron obesos y encontró que el grupo de pos-obesos tenían actividad HADH y CS de aproximadamente un 20% menor en comparación al grupo de control.

En la investigación más reciente, Doucet et al. (2003) estudiaron la hipótesis de que las diferencias individuales en enzimas del metabolismo aeróbico y anaeróbico pueden ser parcialmente responsables por los cambios resultantes en el metabolismo de la pérdida de peso. En una encuesta, se estudiaron 19 personas que habían sido sometidos a intervenciones específicas para la pérdida de peso. Después de la pérdida de peso, la actividad del CS fue positivamente relacionada con el gasto energético en 24 horas, mientras que la actividad del CS y HADH fue relacionada con el gasto de energía durante el sueño. Por otra parte, los cambios en la actividad de la PFK con la pérdida de peso se relacionaron con los cambios en el gasto de energía en 24 horas, mientras que los cambios en el gasto de energía durante el sueño, a los cambios en la actividad del CS y HADH. Los autores sugieren que los cambios enzimáticos pueden causar complicaciones en el mantenimiento del peso en los individuos que tuvieron pérdida de peso.

Estos cambios en HADH en Post obesos y obesos pueden estar conectados a una menor capacidad para oxidar la grasa (Astrup et al., 1994; Raben et al., 1994). Para Simoneau et al. (1999), la baja actividad de las enzimas del metabolismo de energía puede delimitar un riesgo bioquímico para la reincidencia, tan común después de las intervenciones para la pérdida de peso. Astrup et al. (1994) y Raben et al. (1994), compararon ex obesos con predisposición para la acumulación de grasa con un grupo de control que nunca fueron obesos, emparejados por peso y composición corporal, y se encontró que los primeros tienen una menor capacidad para oxidar la grasa frente a los cambios en la ingesta de alimentos, es decir, antes la misma ingesta de lípidos los ex obesos acumulaban más grasa. Estudios recientes también han encontrado que la actividad oxidativa de los músculos se relaciona con una menor acumulación de grasa delante de una ingesta excesiva de calorías (Sun et al., 2002). Estos eventos pueden estar asociados a deficiencias enzimáticas y cambios en los niveles de noradrenalina.

Hay algunos estudios que no confirman estos hallazgos, como los de Simoneau y Bouchard (1995), lo que indica que no hay diferencias entre la actividad de HADH entre las personas de peso normal y los obesos cuando los valores se ajustan por el VO2máx. Otros estudios con muestras más grandes y análisis enzimático en varios músculos o incluso meta-análisis, pueden traer datos más consistentes sobre este aspecto. Sin embargo, la mayor parte de la evidencia científica apoya la hipótesis de que la capacidad enzimática del músculo, sea ella determinada por factores genéticos o ambientales, juegan un papel fundamental en el desarrollo de la obesidad y la resistencia a la insulina. Como el ejercicio es un factor ambiental importante que puede cambiar expresivamente el papel de estas enzimas, es recomendable buscar actividades que mejoren estas adaptaciones.

Según Billat (2001), el entrenamiento de intervalo es más eficaz para el aumento de las tasas de oxidación de grasas que el entrenamiento continuo, a pesar de que gastan menos energía en total, teniendo en cuenta que las adaptaciones en la beta oxidación son más propensas a ocurrir en actividades que requieren el uso de la energía a alta velocidad. Tales afirmaciones fueron corroboradas por varios estudios, reflejados en una mayor actividad de las enzimas relacionadas con el metabolismo oxidativo.

Por lo tanto, encontramos que las actividades más intensas, especialmente los entrenamientos de intervalos, producen los cambios más favorables. Por ejemplo, las actividades de las enzimas hexoquinasa (HK) PFK, dos sitios importantes de regulación del metabolismo energético, son incrementados por los entrenamientos de intervalo intensos y pueden ser deprimidos por el entrenamiento continuo (Tremblay et al., 1994; Hellsten et al., 1996; MacDougall et al., 1998).

Haciendo referencia al ciclo de Krebs, existen evidencias de que la actividad de las enzimas malato deshidrogenasa (MDH), succinato deshidrogenasa (SDH) y CS son más elevados con el entrenamiento de intervalo intenso (Tremblay et al., 1994; MacDougall et al., 1998; Rodas et al., 2000). Por otra parte, el entrenamiento de intervalo intenso parecen favorecer el aumento de la actividad de la enzima HADH de beta-oxidación (Tremblay et al., 1994; MacDougall et al., 1998).

La influencia de estos cambios en el control del peso no está claro todavía, pero hay relaciones entre la actividad de algunas de estas enzimas y la actividad basal de CPT-1 (Rasmussen & Winder, 1997; Berthon et al., 1998; Starritt et al., 2000).

Cambios cuantitativos en el metabolismo después del ejercicio

Después del ejercicio, los procesos metabólicos no vuelven inmediatamente a los niveles anteriores. Un ejemplo de esto es que los niveles de consumo de oxígeno se mantienen altos después de la actividad, en un fenómeno llamado consumo excesivo de oxígeno después del ejercicio, conocido comúnmente por el acrónimo EPOC (*excess postexercise oxygen consumption*). Este aumento en el consumo de oxígeno es proporcional a la intensidad y la duración de la actividad, siendo la intensidad su determinante principal (Bahr et al., 1987; Gore & Withers, 1990; Bahr & Sejersted, 1991; Yoshioka et al., 2001).

Se supone que la EPOC se produce para "pagar la deuda" de oxígeno durante el ejercicio, es decir, la diferencia entre el oxígeno necesario para llevar a cabo la actividad y lo que el cuerpo puede captar efectivamente. En ejercicio continuos de baja intensidad, este período se caracteriza por un espacio de tiempo relativamente corto entre el inicio de la actividad, y el alcance del estado estable, por lo tanto, la mayor parte del EPOC se concentra en unos pocos segundos después de la finalización de la actividad. Sin embargo, en actividades extenuantes, tales como el entrenamiento de intervalos de alta intensidad, la deuda de oxígeno será más alta y los cambios metabólicos más claros y significativos, por lo que el EPOC se hace evidente durante varias horas.

Esta teoría ha hecho que muchos expertos atribuyan al EPOC un puesto importante en la pérdida de peso, atribuyendo al fenómeno un papel importante como una de las explicaciones para una mayor eficiencia del ejercicio de alta intensidad. Sin embargo, la real importancia cuantitativa de este aumento para la pérdida de peso es cuestionable (Withers et al., 1991).

Una visión cuantitativa de EPOC se puede obtener con mayor claridad a partir de las publicaciones de 1990 en uno de los mayores estudios sobre el tema, Gore & Withers (1990) compararon las actividades que van de 20 minutos a 30% del VO_2máx hasta los

80 minutos a 70% del VO$_2$máx, y el mayor EPOC encontrado, medido después de las 8 horas de actividad fue equivalente a 14,6 litros. Al año siguiente, Withers et al. (Withers et al.) relataron un EPOC de 32,4 litros de oxígeno después de una carrera de 35 km.

En 1996, Treuth *et al.* (Treuth et al.) comparó los efectos de dos protocolos de ejercicios con un trabajo similar: 60 minutos a 50% del VO$_2$máx y 15 sprint de 2 minutos a 100% del VO$_2$máx, intercalando con dos minutos de intervalo. Las sesiones de ejercicio y los análisis metabólicos se llevaron a cabo en una habitación cerrada y especialmente diseñada para este propósito. Los resultados mostraron que el ejercicio intenso promovían un gasto de energía en las dos horas después del final del ejercicio y durante 24 horas significativamente superiores al entrenamiento de baja intensidad, sin embargo, los valores absolutos (21 y 95 Kcal, respectivamente) parecen tener poco significado real .

Posteriormente, Laforgia et al. (1997) publicó un estudio cuyo objetivo era examinar la diferencia en el EPOC nueve horas después de dos protocolos con trabajos equivalentes: 1) carrera continuada (30 minutos a 70% del VO$_2$máx). 2) carrera con intervalo (20 sprint de 1 minuto a 105% VO$_2$máx). Según los resultados, el consumo de oxígeno en las nueve horas después del entrenamiento continuado e intercalado fue de 163,8 y 171,8 litros, respectivamente, ambos significativamente mayores que los valores de 156,8 referentes al reposo. Las comparaciones entre las pruebas revelaron que el EPOC y el gasto excesivo de energía post-ejercicio (GEEP) fueron mayores para el entrenamiento de intervalos. Cuando se expresa en valores relativos, el EPOC y el GEEP de ejercicio continuo representó el 7,1% y el 6,6% del consumo total de oxígeno y del gasto energético total, respectivamente; para el entrenamiento de intervalos, los valores correspondieron al 13,8% y el 11,9%. A pesar del entrenamiento intenso mostrar aumentos en el gasto de energía después del ejercicio más de 100% mayores que el entrenamiento continuado, los valores expresados en términos absolutos son más bajos (64 vs. 31,7 Kcal) y la suma de esta discrepancia en 9 horas correspondía a sólo 32 Kcal, algo que no tenía casi ninguna relevancia para la pérdida de grasa a corto plazo, mucho menos si analizamos la magnitud de la diferencia obtenida por Tremblay et al. (1994).

Del mismo modo, Kiens y Richter (1998) analizaron el metabolismo después de actividades intermitentes (estímulos a 90% y intervalos a 50% de VO2max) realizados hasta la fatiga, reportaron un aumento en el consumo de oxígeno de 0,06 l/min y 0,04 l/min, respectivamente, en la cuarta y sexta hora después de finalizado el ejercicio, lo que corresponde a un gasto de energía de sólo 18 e 12 Kcal por hora.

Los cambios cualitativos en el metabolismo después del ejercicio

Aunque el gasto de energía tiene poca relevancia en términos cuantitativos, un análisis cualitativo puede ofrecer mejores respuestas. Este análisis cualitativo es importante porque varios estudios indican que una tasa de reducción de la oxidación de grasas puede desempeñar un papel en el aumento del peso. En un estudio transversal, por ejemplo, Wade et al. (1990) sugieren que una reducción en la oxidación de las grasas puede contribuir a la obesidad. En otro estudio sobre el tema, Lean & James (1988) reportó un aumento en el coeficiente respiratorio (QR) de 24 horas para los post-obesos en comparación con los obesos y el grupo de control. Froidevaux et al., Citado por Zurlo et al. (1990) informó que las personas que no pudieron mantener el peso perdido tuvieron mayores QR de 24 horas que las personas que tuvieron éxito en mantener bajo su peso corporal.

Zurlo et al. (1990) estudiaron el QR de 24 horas en 152 indios Pima. El metabolismo se evaluó por 24 horas en una cámara cerrada y todos los sujetos fueron alimentados con una dieta estándar. Cambios anteriores en el peso corporal, balance de energía en 24 horas, sexo y composición corporal representaron el 18% de las variaciones en el QR. El análisis en familiares reveló que los lazos familiares representaron el 28% de las variaciones en el QR. Con respecto al aumento de peso, un seguimiento posterior (+/- 25 meses) reveló que el QR se asoció con aumento de peso y de grasa, sin importar el gasto de energía, los individuos con alto QR (percentil 90) poseían 2,5 veces más riesgo de ganar más de 5 Kilogramos de peso corporal en comparación con las personas de bajo QR (percentil 10). Los autores también encontraron que las mujeres tuvieron mayor QR indicando una velocidad de oxidación de las grasas inferior en comparación con los hombres, lo que puede contribuir para las diferencias en la composición corporal.

A pesar que los cambios cuantitativos en el metabolismo no son muy significativos en función de los ejercicios, hay diferencias significativas entre las actividades en diferentes intensidades. En este sentido, normalmente hay una disminución en el coeficiente respiratorio con un aumento significativo en el metabolismo lipídico después de actividades intensas e intermitentes (Melby et al., 1993; Laforgia et al., 1997; Kiens & Richter, 1998; Osterberg & Melby, 2000; Yoshioka et al., 2001). Aparentemente, la resíntesis de glucógeno y la síntesis de proteínas tienen prioridad metabólica, y se producen a expensas de la degradación de los lípidos como constatado por Tuominen et al. (1996) Richter & Kiens (1998) y Kimber et al. (2003).

Después de un protocolo que implica esfuerzos intermitentes destinado a agotar las reservas de glucógeno (2 minutos de sprint a 90% del VO2máx, con intervalos de dos minutos a un 50% del VO2máx, repetidos hasta el cansancio), Kiens y Richter (1998) encontraron reducciones significativas en el glucógeno muscular, pero no hubo cambios en los triglicéridos intramusculares. Durante el período, hubo recuperación progresiva de las reservas de glucógeno con disminución de las reservas de grasa, las cuales se mantuvieron bajas durante 30 horas después de la actividad (figuras), mientras que el aumento en el EPOC fue significativamente mayor que el reposo hasta la medida tomada 6 horas después del final de la actividad.

En el estudio publicado en 2003 por Kimber et al, los autores utilizaron protocolos similares a la investigación de Kiens y Richter (1998) en atletas de resistencia y encontraron gran aporte de grasa en el metabolismo de reposo después de actividades intensas. Los resultados muestran que durante la recuperación, la grasa utilizada se deriva principalmente de la circulación (ácidos grasos en plasma, y triglicéridos). El comportamiento QR trae datos interesantes. En la primera hora después del ejercicio, el QR se presentó extremadamente bajo (<0,70). Después de comer una comida alta en carbohidratos (de una a seis horas después de la actividad), los niveles de glucosa e insulina aumentaron significativamente, sin embargo, el coeficiente respiratorio se mantuvo bajo (0,77-0,8) lo que indica un predominio de la oxidación de las grasas, incluso en presencia de niveles elevados de insulina. Incluso después de un período de tiempo mayor, entre 6 y 18 horas después de finalizado el ejercicio, las reservas de glucógeno siguieron aumentando, mientras que el coeficiente respiratorio se mantuvo bajo. Esto revela que el agotamiento de glucógeno, logrado a través de una intensa actividad, hace que nuestro cuerpo de prioridad a la sustitución de las reservas, y el combustible utilizado, para ello son las reservas de grasas.

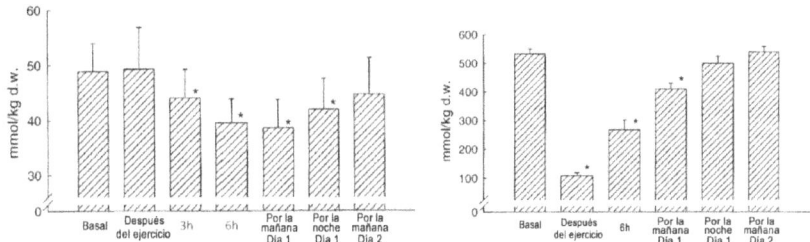

Figura 7: Concentraciones de triglicéridos (E) y glucógeno (D) después del ejercicio intermitente.   D0 = antes del ejercicio, inmediatamente después del ejercicio, 3, 6, 18 y 30 horas después del ejercicio (Kiens & Richter, 1998)

Enzimas implicadas en la síntesis de ácidos grasos y lípidos

La síntesis de ácidos grasos y, en consecuencia, la acumulación de grasas tiene como principal punto de regulación la formación de malonil CoA a partir del acetil-CoA, en una reacción catalizada por la acetil CoA carboxilasa (ACC) (Vavvas et al., 1997 ; Marzzoco & Torres, 1999). Además de permitir la síntesis de ácidos grasos, la malonil-CoA inhibe su degradación por la inhibición de la carnitina aciltransferasa I (CAT-1), responsable por el transporte del radical acilo para dentro de las mitocondrias (Vavvas et al., 1997; Alam & Saggerson, 1998; Ruderman et al., 1999). Factores externos como contracciones musculares y ayuno pueden reducir la expresión de malonil-CoA, que se debe principalmente a la disminución de la actividad de la ACC (Winder & Hardie, 1996; Hutber et al., 1997; Vavvas et al., 1997) y una mayor acción de malonil CoA descarboxilasa (MCD), una enzima que degrada la malonil CoA (Park et al., 2002).

La actividad de la malonil-CoA puede desempeñar un papel importante en el metabolismo de reposo, dado que la inhibición de ACC y la reducción en los niveles de la malonil-CoA resulta en aumento de la oxidación de los ácidos grasos, sin cambiar el consumo de oxígeno (Merrill et al. , 1997), o sea , cambios en la concentración y/o actividad de estas proteínas pueden aumentar la degradación de grasas sin cambios en el gasto de energía en términos cuantitativos.

La inhibición de la malonil CoA por la contracción muscular se supone que es de acuerdo con la siguiente secuencia de eventos (Winder & Hardie, 1996; Rasmussen et al., 1998; Park et al., 2002):
- Aumento de la concentración muscular de 5'-AMP;
- La activación de AMPK por 5'-AMP;
- Reducción de la actividad del ACC y/o aumento de la actividad del MCD debido a la fosforilación por AMPK;
- Disminución del malonil-CoA con una disminución en la inhibición del CAT-1 y el aumento de la oxidación de grasas.

La intensidad y el tipo de ejercicio parecen jugar papeles importantes en la actividad y la concentración del acetil-CoA caboxilase (ACC) y el malonil CoA (Hutber et al., 1997; Rasmussen & Winder, 1997; Dean et al., 2000).Con respecto a los cambios crónicos, Hutber et al. (1997) llevó a cabo un estudio para investigar si la caída del malonil CoA causado por el ejercicio está influenciado por el estado del entrenamiento. En el trabajo, fueron comparadas las respuestas del malonil CoA y la cinética del ACC en ratas entrenadas y no entrenadas en resistencia y encontraron que, contrariamente a lo que se esperaba, la actividad del ACC fue significativamente mayor en las ratas entrenadas, llevando a mayores concentraciones malonil CoA. Estos datos muestran que el entrenamiento de resistencia aparentemente ha favorecido la acumulación de grasas en relación con la actividad de estas enzimas. En los seres humanos, los resultados crónicos del entrenamiento de resistencia también mostró un efecto potencialmente negativo mediante el aumento de la sensibilidad del CAT-1 al malonil-CoA (Starritt et al., 2000). Sin embargo, es importante recordar que los individuos entrenados tenían una mayor actividad de la enzima CAT-1 incluso con una menor sensibilidad, lo cual puede contrarrestar los efectos negativos.

En términos agudos se observa pérdida en actividad del ACC después de la finalización de la actividad física en general, lo que aumenta la descomposición e inhibe la síntesis de las grasas, dirigiendo el metabolismo para la acumulación de otros sustratos tales como hidratos de carbono (Rasmussen et al., 1998). En este sentido, las actividades más intensas parecen ser más eficientes, como se comprobó en los estudios con ratas de (Rasmussen & Winder, 1997; Carlson & Winder, 1999) y seres humanos (Dean et al., 2000).

Rasmussem & Winder (1997) compararon la respuesta aguda de la actividad del malonil CoA y ACC después de diferentes intensidades de ejercicios en la caminadora y encontraron la interdependencia entre la caída de la actividad de las enzimas y la intensidad del ejercicio, siendo que los descensos más significativos fueron para los ejercicios más intensos (figuras), que, según los autores, pueden estar asociados con un aumento en la oxidación de las grasas después del ejercicio. En 1999, Carlson & Winder no encontraron ningún cambio en la actividad de AMPK y el ACC en el hígado de ratas después de 120 minutos de ejercicios en la caminadora a 16 m/min ($\sim$ 60-70% VO_2máx), sin embargo, los efectos fueron significativos después de 10 minutos a 32 m/min ($\sim$ 80-90% VO_2máx). Posteriormente, se encontró resultado similar en los seres humanos por Dean *et al.* (2000), que identificó una disminución sustancial en la concentración del malonil-CoA en actividades a un 85% y 100% de VO2max, pero no al 60%.

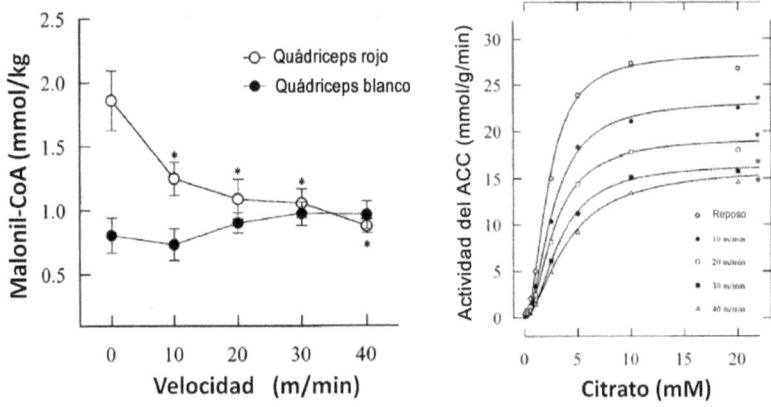

Figura 8: Efectos de la intensidad del ejercicio: A) En la concentración del malonil-CoA en la parte roja y blanca del cuádriceps. B) En la actividad del ACC del cuádriceps rojo en diferentes concentraciones de citrato (Rasmussen & Winder, 1997)

Por lo tanto, aunque no existe una conclusión precisa sobre el tema, es posible que los cambios en la actividad del ACC y en la concentración de malonil CoA sean importantes para la comprensión de la pérdida de peso promovida por la actividad física, según lo sugerido por otros autores (Ruderman et al., 1997; Saha et al., 1997; Ruderman et al., 1999). En esta perspectiva, el entrenamiento de resistencia parece tener efectos negativos a largo plazo; Los efectos a corto plazo parecen depender de la intensidad, siendo más favorable con actividades intensas.

En un estudio de 16 semanas, Tjonna *et al.* (2008) encontró que el entrenamiento de intervalo (4 minutos a 90% con intervalos de 3 minutos a 70% de la FCmáx) redujo el contenido de la proteína trasportadora de ácidos grasos y de ácidos grasos sintase , mientras que 47 minutos de ejercicios al 70% de la frecuencia cardiaca máxima no produjo cualquier cambio en este sentido.

Proteína de desacoplamiento de la fosforilación (UCP-3 – *Uncoupling phosphorilation protein 3*)

La fosforilación se puede definir como la síntesis del ATP a partir de ADP dirigida por el flujo de electrones de un sustrato reducido para el oxígeno. En las células vivas, el ATP es continuamente ressintetizado a partir del ADP por medio de sustratos metabólicos tales como grasas, hidratos de carbono y proteínas, lo que resulta en la producción de $FADH_2$ y NADH y H^+. Entonces, estas enzimas se oxidan a NAD^+, FAD en la cadena de transporte de electrones. Según la hipótesis de Paul Mitchell, los protones se transportan hasta el lado citosólico de la membrana mitocondrial mediante una serie de reacciones (Ricquier & Bouillaud, 2000a, b; Schrauwen & Hesselink, 2003). Así se genera un gradiente de protones a través de la membrana mitocondrial, llevando los protones a regresar a través de la membrana interna de la mitocondria.

De estas reacciones surge el concepto de acoplamiento, que sería el equilibrio entre la energía producida en el movimiento de protones y la energía almacenada en ATP. Si se consigue un acoplamiento perfecto, la energía generada sería utilizado plenamente por la ATPasa para convertir el ADP en ATP (Ricquier & Bouillaud, 2000a, b; Schrauwen & Hesselink, 2003). Sin embargo, el acoplamiento entre la respiración celular y la síntesis de ATP es incompleta y gran parte de esta energía se pierde en forma de calor.

Esta pérdida de eficiencia está relacionada con la acción de proteínas de desacoplamiento de la fosforilación, más conocido por las siglas UCPs (*uncouplin proteins*). Este desacoplamiento conduce a la activación de la oxidación de sustratos y disipación de energía en forma de calor, lo que puede ser importante para el control de los radicales libres, balance de energía y el control del peso (Ricquier & Bouillaud, 2000a, b; Schrauwen & Hesselink, 2003).

Al contrario del tejido adiposo blanco, la grasa marrón es altamente vascularizada, tiene un alto número de mitocondrias y numerosos tejidos amielinizados que proporcionan estímulos simpáticos a los adipocitos. Además, sus células tienen la "proteína de desacoplamiento mitocondrial" (UCP1), que da a la mitocondrias la capacidad de   inhibir la fosforilación oxidativa,   actuando directamente en la cadena de transporte de electrones. De este modo, cuando el fosfato es separado, la energía no se transmite a la cadena de transporte de electrones, que producen ATP, siendo liberada como calor, en un fenómeno conocido como fuga de protones. En resumen, esta enzima hace el organismo producir calor en lugar de almacenar energía.

Al descubrir estas propiedades de la grasa marrón, se sugirió que tenía un papel importante en el metabolismo humano. Sin embargo, este tejido sólo representa alrededor del 5-10% del tejido adiposo en los adultos, situada principalmente alrededor del cuello, hombros, columna vertebral, órganos importantes y vasos sanguíneos. En los seres humanos, la grasa marrón está más presente en los recién nacidos, en la que llega a ser responsable del 5% del peso total, disminuyendo con el tiempo hasta prácticamente desaparecer.

Informes de la década de 1990 han demostrado que el fenómeno de la fuga de protones también se produce en otros tejidos aparte del adiposo marrón y puede contribuir aproximadamente para el 50% del calor producido por los músculos en reposo, lo que lleva a la búsqueda del UCPs en el músculo esquelético. En 1997, investigadores de la Millennium Pharmaceuticals (Gimeno et al., 1997) y de la UC Davis, Duke University Medical Center y del "Centre National de la Recherche Scientifique" (Fleury et al., 1997) anunciaron, en diferentes obras, el descubrimiento de una proteína homóloga a la UCP en los seres humanos.

La proteína que actúa en el desacoplamiento de la fosforilación del músculo esquelético en los seres humanos es la UCP-3, que tiene un probable efecto sobre la termogénesis y en la regulación del metabolismo lipídico (Gong et al., 1997; Boss et al., 1998; Jaburek et al., 1999; Zhou et al., 2000). En el músculo esquelético, el aumento de la expresión de esta enzima conduce a favorecer la oxidación de los lípidos, ahorrando glucosa (Argyropoulos et al., 1998; Dulloo & Samec, 2000). Para algunos autores, el papel de UCP-3 en el metabolismo lipídico es probablemente tan o más importante que su papel en la termogénesis (Argyropoulos et al., 1998).

Factores tales como la hipoxia y la actividad física aumentan de forma aguda la expresión del UCP-3 en el músculo esquelético (Cortright et al., 1999; Zhou et al., 2000). En cuanto a los ejercicios físicos, hay evidencia de que el efecto agudo está mediado por el agotamiento de las reservas de glucógeno (Pilegaard et al., 2002), lo que puede indicar que las actividades de alta intensidad sean mayores que las de baja intensidad para aumentar la expresión de este enzima.

En términos crónicos, el ejercicio parece tener un efecto negativo sobre la expresión de UCP. El entrenamiento de resistencia llevado a cabo de forma continua y baja intensidad reduce la cantidad de RNAm para la UCP-3 en un 76%, y la cantidad de proteína en 46%, también producen reducciones en la expresión de UCP-2 (Boss et al., 1998; Schrauwen et al., 2001; Russell et al., 2002; Russell et al., 2003). En una encuesta transversal, Schrauwen *et al.* (1999a) comparó la expresión de UCP3 en individuos no entrenados con los de atletas de resistencia y encontraron que éstos tenían una menor cantidad de RNAm de UCP3. Tales cambios parecen estar relacionados a un aumento de la eficiencia metabólica, lo que significa menos gasto de energía (Schrauwen et al., 1999b; Schrauwen et al., 2002; Schrauwen & Hesselink, 2003).

Se encontraron resultados contradictorios en actividades intensas. Tonkonogi et al. (2000) utilizó un protocolo con 30 minutos de ejercicios en el cicloergómetro seguido de cinco sprint de dos minutos al 100% de VO_2 del pico, intercalados con cuatro minutos a 50% del VO_2 del pico y no encontraron cambios en la expresión de UCP3. Sin embargo, se detectó mayor sensibilidad a la acción del UCP3, lo que indica un aumento en la tasa metabólica basal.

Posteriormente, Russell *et al.* (2003) encontró resultados diferentes al grupo de Tonkonogi. Los autores compararon el efecto de diferentes intensidades de entrenamiento en la regulación de UCP3 humano. Un grupo entrenado a una menor intensidad mediante el entrenamiento de intervalos (5-6 sprint de 1-3 min al 70-80% VO_2máx c/1 minuto de intervalo al 50% VO_2máx) y continuos (40 min a 60% VO_2máx). El otro grupo realizó el entrenamiento de velocidad (4-6 series de 4-8 repeticiones de 40 a 80 metros entre el 90 y el 100% de la velocidad máxima con un intervalo de 4-6 minutos entre series). Los resultados mostraron una reducción en el RNAm de la UCP3 de un 65 a 50% y la disminución en el contenido de proteína de UCP3 fue 30 y 27% para los grupos de alta y baja intensidad, respectivamente, sin diferencia entre ellos.

Basándose en estos datos, se concluye que la exposición crónica al entrenamiento parece inducir cambios en UCPs como una forma de defensa, dirigiendo el metabolismo para producir menos energía, independientemente de la intensidad del entrenamiento.

Cambios en la conducta alimentaria

Para Tremblay *et al.* (1990), la supresión del apetito parece estar relacionado con la intensidad de la actividad física y podría explicar la mayor eficiencia de la actividad intensa. A este respecto, estudios anteriores han demostrado que los ejercicios aeróbicos de baja intensidad son seguros para la reducción del apetito (Woo, 1985; Suzuki et al., 1998; Donnelly et al., 2003). Al comparar los efectos de ejercicios de baja (+/- 132 bpm) y alta intensidad (+/- 163 bpm) sobre la composición corporal y la ingesta de calorías en mujeres sedentarias, Bryner et al. (1997) encontró que sólo el ejercicio intenso promovió reducciones en el porcentaje de grasa y la disminución de la ingesta de grasas saturadas y colesterol.

Sin embargo, a pesar de las evidencias a favor del ejercicio de alta intensidad, hay estudios que muestran que el efecto supresor del ejercicio sobre el apetito puede depender de otros factores como el sexo, el porcentaje de grasa corporal y el índice de la masa corporal (Durrant et al., 1982; Pi-Sunyer & Woo, 1985; Woo & Pi-Sunyer, 1985; Keim et al., 1990; Westerterp, 1998).

La aparición de los cambios en la conducta alimentaria como consecuencia de la actividad física ha sido ampliamente cuestionada. En una revisión, Blundell & King (1999) sugieren que no existe una estrecha relación entre el comportamiento de la alimentación el comportamiento motor y el metabolismo. En este estudio, de las investigaciones revisadas, 19% informaron aumento de la ingesta de energía debido al ejercicio, el 65% no reportó ningún cambio y el 16% mostró una disminución del apetito (Blundell & King, 1999). Los cambios cualitativos en la ingesta de alimentos no están todavía claros. Una revisión de Tremblay & Drapeau (1999) concluyó que no es posible establecer un consenso sobre el impacto de la actividad física en la selección de los macro nutrientes. Por lo tanto, llegamos a la conclusión de que, hasta la fecha, el papel del ejercicio en la ingesta de alimentos no se puede definir con claridad.

Referencias bibliográficas

Achten J, Gleeson M & Jeukendrup AE. (2002). Determination of the exercise intensity that elicits maximal fat oxidation. *Med Sci Sports Exerc* **34,** 92-97.

Alam N & Saggerson ED. (1998). Malonyl-CoA and the regulation of fatty acid oxidation in soleus muscle. *Biochem J* **334 (Pt 1),** 233-241.

Amatruda JM, Statt MC & Welle SL. (1993). Total and resting energy expenditure in obese women reduced to ideal body weight. *J Clin Invest* **92,** 1236-1242.

Antunes H, Santos R, Boscolo R, Bueno O & Mello M. (2005). Análise de taxa metabólica basal e composição corporal de idosos do sexo masculino antes e seis meses após exercícios de resistência. *Revi Bras Med do Esporte* **10,** 71-75.

Argyropoulos G, Brown AM, Willi SM, Zhu J, He Y, Reitman M, Gevao SM, Spruill I & Garvey WT. (1998). Effects of mutations in the human uncoupling protein 3 gene on the respiratory quotient and fat oxidation in severe obesity and type 2 diabetes. *J Clin Invest* **102,** 1345-1351.

Astrup A, Buemann B, Christensen NJ & Toubro S. (1994). Failure to increase lipid oxidation in response to increasing dietary fat content in formerly obese women. *Am J Physiol* **266,** E592-599.

Astrup A, Buemann B, Toubro S, Ranneries C & Raben A. (1996). Low resting metabolic rate in subjects predisposed to obesity: a role for thyroid status. *Am J Clin Nutr* **63,** 879-883.

Astrup A, Gotzsche PC, van de Werken K, Ranneries C, Toubro S, Raben A & Buemann B. (1999). Meta-analysis of resting metabolic rate in formerly obese subjects. *Am J Clin Nutr* **69,** 1117-1122.

Bahr R, Ingnes I, Vaage O, Sejersted OM & Newsholme EA. (1987). Effect of duration of exercise on excess postexercise O2 consumption. *J Appl Physiol* **62,** 485-490.

Bahr R & Sejersted OM. (1991). Effect of intensity of exercise on excess postexercise O2 consumption. *Metabolism* **40,** 836-841.

Ballor DL & Poehlman ET. (1992). Resting metabolic rate and coronary-heart-disease risk factors in aerobically and resistance-trained women. *Am J Clin Nutr* **56,** 968-974.

Berthon PM, Howlett RA, Heigenhauser GJ & Spriet LL. (1998). Human skeletal muscle carnitine palmitoyltransferase I activity determined in isolated intact mitochondria. *J Appl Physiol* **85,** 148-153.

Billat LV. (2001). Interval training for performance: a scientific and empirical practice. Special recommendations for middle- and long-distance running. Part I: aerobic interval training. *Sports Med* **31,** 13-31.

Blundell JE & King NA. (1999). Physical activity and regulation of food intake: current evidence. *Med Sci Sports Exerc* **31,** S573-583.

Boss O, Samec S, Desplanches D, Mayet MH, Seydoux J, Muzzin P & Giacobino JP. (1998). Effect of endurance training on mRNA expression of uncoupling proteins 1, 2, and 3 in the rat. *Faseb J* **12,** 335-339.

Bryner RW, Toffle RC, Ullrich IH & Yeater RA. (1997). The effects of exercise intensity on body composition, weight loss, and dietary composition in women. *J Am Coll Nutr* **16,** 68-73.

Bukkens SG, McNeill G, Smith JS & Morrison DC. (1991). Postprandial thermogenesis in post-obese women and weight-matched controls. *Int J Obes* **15,** 147-154.

Calles-Escandon J & Driscoll P. (1994). Free fatty acid metabolism in aerobically fit individuals. *J Appl Physiol* **77,** 2374-2379.

Carlson CL & Winder WW. (1999). Liver AMP-activated protein kinase and acetyl-CoA carboxylase during and after exercise. *J Appl Physiol* **86,** 669-674.

Colberg SR, Simoneau JA, Thaete FL & Kelley DE. (1995). Skeletal muscle utilization of free fatty acids in women with visceral obesity. *J Clin Invest* **95,** 1846-1853.

Cortright RN, Zheng D, Jones JP, Fluckey JD, DiCarlo SE, Grujic D, Lowell BB & Dohm GL. (1999). Regulation of skeletal muscle UCP-2 and UCP-3 gene expression by exercise and denervation. *Am J Physiol* **276,** E217-221.

de Peuter R, Withers RT, Brinkman M, Tomas FM & Clark DG. (1992). No differences in rates of energy expenditure between post-obese women and their matched, lean controls. *Int J Obes Relat Metab Disord* **16,** 801-808.

Dean D, Daugaard JR, Young ME, Saha A, Vavvas D, Asp S, Kiens B, Kim KH, Witters L, Richter EA & Ruderman N. (2000). Exercise diminishes the activity of acetyl-CoA carboxylase in human muscle. *Diabetes* **49,** 1295-1300.

Dionne I, Almeras N, Bouchard C & Tremblay A. (2000). The association between vigorous physical activities and fat deposition in male adolescents. *Med Sci Sports Exerc* **32,** 392-395.

Donnelly JE, Kirk EP, Jacobsen DJ, Hill JO, Sullivan DK & Johnson SL. (2003). Effects of 16 mo of verified, supervised aerobic exercise on macronutrient intake in overweight men and women: the Midwest Exercise Trial. *Am J Clin Nutr* **78,** 950-956.

Doucet E, Tremblay A, Simoneau JA & Joanisse DR. (2003). Skeletal muscle enzymes as predictors of 24-h energy metabolism in reduced-obese persons. *Am J Clin Nutr* **78,** 430-435.

Dulloo AG & Samec S. (2000). Uncoupling Proteins: Do They Have a Role in Body Weight Regulation? *News Physiol Sci* **15,** 313-318.

Durrant ML, Royston JP & Wloch RT. (1982). Effect of exercise on energy intake and eating patterns in lean and obese humans. *Physiol Behav* **29,** 449-454.

Fleck SJ. (1983). Body composition of elite American athletes. *Am J Sports Med* **11,** 398-403.

Fleury C, Neverova M, Collins S, Raimbault S, Champigny O, Levi-Meyrueis C, Bouillaud F, Seldin MF, Surwit RS, Ricquier D & Warden CH. (1997). Uncoupling protein-2: a novel gene linked to obesity and hyperinsulinemia. *Nat Genet* **15,** 269-272.

Gimeno RE, Dembski M, Weng X, Deng N, Shyjan AW, Gimeno CJ, Iris F, Ellis SJ, Woolf EA & Tartaglia LA. (1997). Cloning and characterization of an uncoupling protein homolog: a potential molecular mediator of human thermogenesis. *Diabetes* **46,** 900-906.

Gong DW, He Y, Karas M & Reitman M. (1997). Uncoupling protein-3 is a mediator of thermogenesis regulated by thyroid hormone, beta3-adrenergic agonists, and leptin. *J Biol Chem* **272,** 24129-24132.

Gore CJ & Withers RT. (1990). Effect of exercise intensity and duration on postexercise metabolism. *J Appl Physiol* **68,** 2362-2368.

Griffiths M, Payne PR, Stunkard AJ, Rivers JP & Cox M. (1990). Metabolic rate and physical development in children at risk of obesity. *Lancet* **336,** 76-78.

Grund A, Krause H, Kraus M, Siewers M, Rieckert H & Muller MJ. (2001). Association between different attributes of physical activity and fat mass in untrained, endurance- and resistance-trained men. *Eur J Appl Physiol* **84,** 310-320.

Gutin B, Barbeau P, Owens S, Lemmon CR, Bauman M, Allison J, Kang HS & Litaker MS. (2002). Effects of exercise intensity on cardiovascular fitness, total body composition, and visceral adiposity of obese adolescents. *Am J Clin Nutr* **75,** 818-826.

Hellsten Y, Apple FS & Sjodin B. (1996). Effect of sprint cycle training on activities of antioxidant enzymes in human skeletal muscle. *J Appl Physiol* **81,** 1484-1487.

Hickey MS, Weidner MD, Gavigan KE, Zheng D, Tyndall GL & Houmard JA. (1995). The insulin action-fiber type relationship in humans is muscle group specific. *Am J Physiol* **269,** E150-154.

Hutber CA, Rasmussen BB & Winder WW. (1997). Endurance training attenuates the decrease in skeletal muscle malonyl-CoA with exercise. *J Appl Physiol* **83,** 1917-1922.

Jaburek M, Varecha M, Gimeno RE, Dembski M, Jezek P, Zhang M, Burn P, Tartaglia LA & Garlid KD. (1999). Transport function and regulation of mitochondrial uncoupling proteins 2 and 3. *J Biol Chem* **274,** 26003-26007.

Jakicic JM, Clark K, Coleman E, Donnelly JE, Foreyt J, Melanson E, Volek J & Volpe SL. (2001). American College of Sports Medicine position stand. Appropriate intervention strategies for weight loss and prevention of weight regain for adults. *Med Sci Sports Exerc* **33,** 2145-2156.

Keating SE, Machan EA, O'Connor HT, Gerofi JA, Sainsbury A, Caterson ID & Johnson NA. (2014). Continuous exercise but not high intensity interval training improves fat distribution in overweight adults. *J Obes* **2014,** 834865.

Keim NL, Barbieri TF & Belko AZ. (1990). The effect of exercise on energy intake and body composition in overweight women. *Int J Obes* **14,** 335-346.

Kelley DE, Goodpaster B, Wing RR & Simoneau JA. (1999). Skeletal muscle fatty acid metabolism in association with insulin resistance, obesity, and weight loss. *Am J Physiol* **277,** E1130-1141.

Kiens B & Richter EA. (1998). Utilization of skeletal muscle triacylglycerol during postexercise recovery in humans. *Am J Physiol* **275,** E332-337.

Kimber NE, Heigenhauser GJ, Spriet LL & Dyck DJ. (2003). Skeletal muscle fat and carbohydrate metabolism during recovery from glycogen-depleting exercise in humans. *J Physiol* **548,** 919-927.

Kriketos AD, Pan DA, Lillioja S, Cooney GJ, Baur LA, Milner MR, Sutton JR, Jenkins AB, Bogardus C & Storlien LH. (1996).

Interrelationships between muscle morphology, insulin action, and adiposity. *Am J Physiol* **270,** R1332-1339.

Kriketos AD, Sharp TA, Seagle HM, Peters JC & Hill JO. (2000). Effects of aerobic fitness on fat oxidation and body fatness. *Med Sci Sports Exerc* **32,** 805-811.

Laforgia J, Withers RT, Shipp NJ & Gore CJ. (1997). Comparison of energy expenditure elevations after submaximal and supramaximal running. *J Appl Physiol* **82,** 661-666.

Larson DE, Ferraro RT, Robertson DS & Ravussin E. (1995). Energy metabolism in weight-stable postobese individuals. *Am J Clin Nutr* **62,** 735-739.

Lean ME & James WP. (1988). Metabolic effects of isoenergetic nutrient exchange over 24 hours in relation to obesity in women. *Int J Obes* **12,** 15-27.

LeBlanc J, Diamond P, Cote J & Labrie A. (1984a). Hormonal factors in reduced postprandial heat production of exercise-trained subjects. *J Appl Physiol* **56,** 772-776.

Leblanc J, Dussault J, Lupien D & Richard D. (1982). Effect of diet and exercise on norepinephrine-induced thermogenesis in male and female rats. *J Appl Physiol* **52,** 556-561.

LeBlanc J, Mercier P & Samson P. (1984b). Diet-induced thermogenesis with relation to training state in female subjects. *Can J Physiol Pharmacol* **62,** 334-337.

Leibel RL, Rosenbaum M & Hirsch J. (1995). Changes in energy expenditure resulting from altered body weight. *N Engl J Med* **332,** 621-628.

MacDougall JD, Hicks AL, MacDonald JR, McKelvie RS, Green HJ & Smith KM. (1998). Muscle performance and enzymatic adaptations to sprint interval training. *J Appl Physiol* **84,** 2138-2142.

Macpherson RE, Hazell TJ, Olver TD, Paterson DH & Lemon PW. (2011). Run sprint interval training improves aerobic performance but not maximal cardiac output. *Med Sci Sports Exerc* **43,** 115-122.

Malina RM, Mueller WH, Bouchard C, Shoup RF & Lariviere G. (1982). Fatness and fat patterning among athletes at the Montreal Olympic Games, 1976. *Med Sci Sports Exerc* **14,** 445-452.

Marzzoco A & Torres B. (1999). *Bioquímica Básica.* Guanabara Koogan, Rio de Janeiro.

Melby C, Scholl C, Edwards G & Bullough R. (1993). Effect of acute resistance exercise on postexercise energy expenditure and resting metabolic rate. *J Appl Physiol* **75,** 1847-1853.

Merrill GF, Kurth EJ, Hardie DG & Winder WW. (1997). AICA riboside increases AMP-activated protein kinase, fatty acid oxidation, and glucose uptake in rat muscle. *Am J Physiol* **273,** E1107-1112.

Nelson KM, Weinsier RL, James LD, Darnell B, Hunter G & Long CL. (1992). Effect of weight reduction on resting energy expenditure, substrate utilization, and the thermic effect of food in moderately obese women. *Am J Clin Nutr* **55,** 924-933.

Osterberg KL & Melby CL. (2000). Effect of acute resistance exercise on postexercise oxygen consumption and resting metabolic rate in young women. *Int J Sport Nutr Exerc Metab* **10,** 71-81.

Park H, Kaushik VK, Constant S, Prentki M, Przybytkowski E, Ruderman NB & Saha AK. (2002). Coordinate regulation of malonyl-CoA decarboxylase, sn-glycerol-3-phosphate acyltransferase, and acetyl-CoA carboxylase by AMP-activated protein kinase in rat tissues in response to exercise. *J Biol Chem* **277,** 32571-32577.

Phinney SD, LaGrange BM, O'Connell M & Danforth E, Jr. (1988). Effects of aerobic exercise on energy expenditure and nitrogen balance during very low calorie dieting. *Metabolism* **37,** 758-765.

Pi-Sunyer FX & Woo R. (1985). Effect of exercise on food intake in human subjects. *Am J Clin Nutr* **42,** 983-990.

Pilegaard H, Keller C, Steensberg A, Helge JW, Pedersen BK, Saltin B & Neufer PD. (2002). Influence of pre-exercise muscle glycogen content on exercise-induced transcriptional regulation of metabolic genes. *J Physiol* **541,** 261-271.

Pipes TV. (1977). Body composition characteristics of male and female track and field athletes. *Res Q* **48,** 244-247.

Poehlman ET & Danforth E, Jr. (1991). Endurance training increases metabolic rate and norepinephrine appearance rate in older individuals. *Am J Physiol* **261,** E233-239.

Raben A, Andersen HB, Christensen NJ, Madsen J, Holst JJ & Astrup A. (1994). Evidence for an abnormal postprandial response to a high-fat meal in women predisposed to obesity. *Am J Physiol* **267,** E549-559.

Raben A, Mygind E & Astrup A. (1998). Lower activity of oxidative key enzymes and smaller fiber areas in skeletal muscle of postobese women. *Am J Physiol* **275,** E487-494.

Racil G, Ben Ounis O, Hammouda O, Kallel A, Zouhal H, Chamari K & Amri M. (2013). Effects of high vs. moderate exercise intensity during interval training on lipids and adiponectin levels in obese young females. *Eur J Appl Physiol* **113,** 2531-2540.

Rasmussen BB, Hancock CR & Winder WW. (1998). Postexercise recovery of skeletal muscle malonyl-CoA, acetyl-CoA carboxylase, and AMP-activated protein kinase. *J Appl Physiol* **85,** 1629-1634.

Rasmussen BB & Winder WW. (1997). Effect of exercise intensity on skeletal muscle malonyl-CoA and acetyl-CoA carboxylase. *J Appl Physiol* **83,** 1104-1109.

Ricquier D & Bouillaud F. (2000a). Mitochondrial uncoupling proteins: from mitochondria to the regulation of energy balance. *J Physiol* **529 Pt 1,** 3-10.

Ricquier D & Bouillaud F. (2000b). The uncoupling protein homologues: UCP1, UCP2, UCP3, StUCP and AtUCP. *Biochem J* **345 Pt 2,** 161-179.

Rodas G, Ventura JL, Cadefau JA, Cusso R & Parra J. (2000). A short training programme for the rapid improvement of both aerobic and anaerobic metabolism. *Eur J Appl Physiol* **82,** 480-486.

Rosenbaum M, Hirsch J, Murphy E & Leibel RL. (2000). Effects of changes in body weight on carbohydrate metabolism, catecholamine excretion, and thyroid function. *Am J Clin Nutr* **71,** 1421-1432.

Roy HJ, Lovejoy JC, Keenan MJ, Bray GA, Windhauser MM & Wilson JK. (1998). Substrate oxidation and energy expenditure in athletes and nonathletes consuming isoenergetic high- and low-fat diets. *Am J Clin Nutr* **67,** 405-411.

Ruderman NB, Saha AK, Vavvas D, Heydrick SJ & Kurowski TG. (1997). Lipid abnormalities in muscle of insulin-resistant rodents. The malonyl CoA hypothesis. *Ann N Y Acad Sci* **827,** 221-230.

Ruderman NB, Saha AK, Vavvas D & Witters LA. (1999). Malonyl-CoA, fuel sensing, and insulin resistance. *Am J Physiol* **276,** E1-E18.

Russell A, Wadley G, Snow R, Giacobino JP, Muzzin P, Garnham A & Cameron-Smith D. (2002). Slow component of [V]O(2) kinetics: the effect of training status, fibre type, UCP3 mRNA and citrate synthase activity. *Int J Obes Relat Metab Disord* **26,** 157-164.

Russell AP, Somm E, Praz M, Crettenand A, Hartley O, Melotti A, Giacobino JP, Muzzin P, Gobelet C & Deriaz O. (2003). UCP3 protein regulation in human skeletal muscle fibre types I, IIa and IIx is dependent on exercise intensity. *J Physiol* **550,** 855-861.

Saha AK, Vavvas D, Kurowski TG, Apazidis A, Witters LA, Shafrir E & Ruderman NB. (1997). Malonyl-CoA regulation in skeletal muscle: its link to cell citrate and the glucose-fatty acid cycle. *Am J Physiol* **272,** E641-648.

Schrauwen P & Hesselink M. (2003). Uncoupling protein 3 and physical activity: the role of uncoupling protein 3 in energy metabolism revisited. *Proc Nutr Soc* **62,** 635-643.

Schrauwen P, Saris WH & Hesselink MK. (2001). An alternative function for human uncoupling protein 3: protection of mitochondria against accumulation of nonesterified fatty acids inside the mitochondrial matrix. *Faseb J* **15,** 2497-2502.

Schrauwen P, Troost FJ, Xia J, Ravussin E & Saris WH. (1999a). Skeletal muscle UCP2 and UCP3 expression in trained and untrained male subjects. *Int J Obes Relat Metab Disord* **23,** 966-972.

Schrauwen P, van Aggel-Leijssen DP, Hul G, Wagenmakers AJ, Vidal H, Saris WH & van Baak MA. (2002). The effect of a 3-month low-intensity endurance training program on fat oxidation and acetyl-CoA carboxylase-2 expression. *Diabetes* **51,** 2220-2226.

Schrauwen P, Xia J, Bogardus C, Pratley RE & Ravussin E. (1999b). Skeletal muscle uncoupling protein 3 expression is a determinant of energy expenditure in Pima Indians. *Diabetes* **48,** 146-149.

Shing CM, Webb JJ, Driller MW, Williams AD & Fell JW. (2013). Circulating adiponectin concentration and body composition are altered in response to high-intensity interval training. *J Strength Cond Res* **27,** 2213-2218.

Simoneau JA & Bouchard C. (1995). Skeletal muscle metabolism and body fat content in men and women. *Obes Res* **3,** 23-29.

Simoneau JA, Colberg SR, Thaete FL & Kelley DE. (1995). Skeletal muscle glycolytic and oxidative enzyme capacities are determinants of insulin sensitivity and muscle composition in obese women. *Faseb J* **9,** 273-278.

Simoneau JA & Kelley DE. (1997). Altered glycolytic and oxidative capacities of skeletal muscle contribute to insulin resistance in NIDDM. *J Appl Physiol* **83,** 166-171.

Simoneau JA, Veerkamp JH, Turcotte LP & Kelley DE. (1999). Markers of capacity to utilize fatty acids in human skeletal muscle: relation to insulin resistance and obesity and effects of weight loss. *Faseb J* **13,** 2051-2060.

Sjodin AM, Forslund AH, Westerterp KR, Andersson AB, Forslund JM & Hambraeus LM. (1996). The influence of physical activity on BMR. *Med Sci Sports Exerc* **28,** 85-91.

Starritt EC, Howlett RA, Heigenhauser GJ & Spriet LL. (2000). Sensitivity of CPT I to malonyl-CoA in trained and untrained human skeletal muscle. *Am J Physiol Endocrinol Metab* **278,** E462-468.

Sun G, Ukkola O, Rankinen T, Joanisse DR & Bouchard C. (2002). Skeletal muscle characteristics predict body fat gain in response to overfeeding in never-obese young men. *Metabolism* **51,** 451-456.

Suzuki S, Urata G, Ishida Y, Kanehisa H & Yamamura M. (1998). Influences of low intensity exercise on body composition, food intake and aerobic power of sedentary young females. *Appl Human Sci* **17,** 259-266.

Tabata I, Nishimura K, Kouzaki M, Hirai Y, Ogita F, Miyachi M & Yamamoto K. (1996). Effects of moderate-intensity endurance and high-intensity intermittent training on anaerobic capacity and VO2max. *Med Sci Sports Exerc* **28,** 1327-1330.

Tjonna AE, Lee SJ, Rognmo O, Stolen TO, Bye A, Haram PM, Loennechen JP, Al-Share QY, Skogvoll E, Slordahl SA, Kemi OJ, Najjar SM & Wisloff U. (2008). Aerobic interval training versus continuous moderate exercise as a treatment for the metabolic syndrome: a pilot study. *Circulation* **118,** 346-354.

Tonkonogi M, Krook A, Walsh B & Sahlin K. (2000). Endurance training increases stimulation of uncoupling of skeletal muscle mitochondria in humans by non-esterified fatty acids: an uncoupling-protein-mediated effect? *Biochem J* **351 Pt 3,** 805-810.

Trapp EG, Chisholm DJ, Freund J & Boutcher SH. (2008). The effects of high-intensity intermittent exercise training on fat loss and fasting insulin levels of young women. *Int J Obes (Lond)* **32,** 684-691.

Tremblay A, Cote J & LeBlanc J. (1983). Diminished dietary thermogenesis in exercise-trained human subjects. *Eur J Appl Physiol Occup Physiol* **52,** 1-4.

Tremblay A, Despres JP, Leblanc C, Craig CL, Ferris B, Stephens T & Bouchard C. (1990). Effect of intensity of physical activity on body fatness and fat distribution. *Am J Clin Nutr* **51,** 153-157.

Tremblay A & Drapeau V. (1999). Physical activity and preference for selected macronutrients. *Med Sci Sports Exerc* **31,** S584-589.

Tremblay A, Fontaine E, Poehlman ET, Mitchell D, Perron L & Bouchard C. (1986). The effect of exercise-training on resting metabolic rate in lean and moderately obese individuals. *Int J Obes* **10,** 511-517.

Tremblay A, Poehlman ET, Despres JP, Theriault G, Danforth E & Bouchard C. (1997). Endurance training with constant energy intake in identical twins: changes over time in energy expenditure and related hormones. *Metabolism* **46,** 499-503.

Tremblay A, Simoneau JA & Bouchard C. (1994). Impact of exercise intensity on body fatness and skeletal muscle metabolism. *Metabolism* **43,** 814-818.

Treuth MS, Hunter GR & Williams M. (1996). Effects of exercise intensity on 24-h energy expenditure and substrate oxidation. *Med Sci Sports Exerc* **28,** 1138-1143.

Tuominen JA, Ebeling P, Bourey R, Koranyi L, Lamminen A, Rapola J, Sane T, Vuorinen-Markkola H & Koivisto VA. (1996). Postmarathon paradox: insulin resistance in the face of glycogen depletion. *Am J Physiol* **270,** E336-343.

van Aggel-Leijssen DP, Saris WH, Hul GB & van Baak MA. (2001). Short-term effects of weight loss with or without low-intensity exercise training on fat metabolism in obese men. *Am J Clin Nutr* **73,** 523-531.

van Aggel-Leijssen DP, Saris WH, Wagenmakers AJ, Senden JM & van Baak MA. (2002). Effect of exercise training at different intensities on fat metabolism of obese men. *J Appl Physiol* **92,** 1300-1309.

Vavvas D, Apazidis A, Saha AK, Gamble J, Patel A, Kemp BE, Witters LA & Ruderman NB. (1997). Contraction-induced changes in acetyl-CoA carboxylase and 5'-AMP-activated kinase in skeletal muscle. *J Biol Chem* **272,** 13255-13261.

Venables MC, Achten J & Jeukendrup AE. (2005). Determinants of fat oxidation during exercise in healthy men and women: a cross-sectional study. *J Appl Physiol* **98,** 160-167.

Wade AJ, Marbut MM & Round JM. (1990). Muscle fibre type and aetiology of obesity. *Lancet* **335,** 805-808.

Weinsier RL, Nelson KM, Hensrud DD, Darnell BE, Hunter GR & Schutz Y. (1995). Metabolic predictors of obesity. Contribution of resting energy expenditure, thermic effect of food, and fuel utilization to four-year weight gain of post-obese and never-obese women. *J Clin Invest* **95,** 980-985.

Westerterp KR. (1998). Alterations in energy balance with exercise. *Am J Clin Nutr* **68,** 970S-974S.

Winder WW & Hardie DG. (1996). Inactivation of acetyl-CoA carboxylase and activation of AMP-activated protein kinase in muscle during exercise. *Am J Physiol* **270,** E299-304.

Withers RT, Gore CJ, Mackay MH & Berry MN. (1991). Some aspects of metabolism following a 35 km road run. *Eur J Appl Physiol Occup Physiol* **63,** 436-443.

Woo R. (1985). The effect of increasing physical activity on voluntary food intake and energy balance. *Int J Obes* **9 Suppl 2,** 155-160.

Woo R & Pi-Sunyer FX. (1985). Effect of increased physical activity on voluntary intake in lean women. *Metabolism* **34,** 836-841.

Yoshioka M, Doucet E, St-Pierre S, Almeras N, Richard D, Labrie A, Despres JP, Bouchard C & Tremblay A. (2001). Impact of high-intensity exercise on energy expenditure, lipid oxidation and body fatness. *Int J Obes Relat Metab Disord* **25,** 332-339.

Zhou M, Lin BZ, Coughlin S, Vallega G & Pilch PF. (2000). UCP-3 expression in skeletal muscle: effects of exercise, hypoxia, and AMP-activated protein kinase. *Am J Physiol Endocrinol Metab* **279,** E622-629.

Zurlo F, Larson K, Bogardus C & Ravussin E. (1990). Skeletal muscle metabolism is a major determinant of resting energy expenditure. *J Clin Invest* **86,** 1423-1427.

Zurlo F, Nemeth PM, Choksi RM, Sesodia S & Ravussin E. (1994). Whole-body energy metabolism and skeletal muscle biochemical characteristics. *Metabolism* **43,** 481-486.

Prescripción de entrenamientos

Antes de comenzar un programa de ejercicios, es esencial que el alumno realice las evaluaciones para verificar los factores de riesgo y las actividades de preparación. Posteriormente, es importante hacer una evaluación física para definir el nivel de condición física y los límites de trabajo que se adoptarán en la prescripción de los ejercicios. Con estos datos en la mano, un profesional capacitado en Educación Física puede prescribir un programa de actividad física segura y eficaz, adaptado a las características y objetivos de cada alumno.

Como se señaló anteriormente, la evidencia indica que el entrenamiento más eficaz para la pérdida de peso es de alta intensidad, especialmente el entrenamiento de intervalo, por lo que este será el método aplicado preferentemente para las personas que buscan la reducción de la grasa corporal. Una de las principales características del entrenamiento de intervalo fue identificado a finales del 1960 por el grupo de Edward L. Fox, que demostró que este método permite la realización de una mayor cantidad de trabajo, retrasando la aparición de la fatiga manteniendo la intensidad del ejercicio cerca de la máxima capacidad funcional.

El entrenamiento de intervalo se ha investigado científicamente desde la década de 1960 .En este periodo, el grupo de investigación de Per-Olof Astrand desarrolló protocolos en que los estímulos eran realizados próximos de la intensidad asociada al VO2máx (IVO2máx), intercalados con períodos de descanso pasivo. El científico consideraba este protocolo una de las mejores formas de entrenamiento, porque todos los parámetros cardio-respiratorios estarían en sus niveles máximos. La propuesta inicial era usar tres minutos de corridas a 90-95 del IVO2máx. Otros modelos utilizados fueron los estímulos cortos, alternando con intervalos cortos, como 10 segundos a 100% de IVO2máx, con 10 segundos de descanso pasivo. Normalmente, los estímulos y los intervalos variaban entre 5 y 30 segundos (Billat 2001a).

En cuanto a la duración del estímulo, Volkov (2002) informa que de 7 a 10 segundos, promoverían la potencia y el volumen del sistema anaeróbico aláctico; estímulos de entre 30 y 60 segundos serían recomendables para la potencia del sistema anaeróbico glucolítico; estímulos entre 2,5 y 3 min trabajarían la capacidad del sistema glucolítico anaeróbico, por último, la potencia aeróbica y la estimulación de 6 a 7 minutos se recomiendan para mejorar aún más la capacidad de energía aeróbica.

Acerca de los intervalos, el bioquímico ruso relata que si el objetivo es desarrollar las capacidades anaeróbica aláctica, los intervalos deben permitir la restauración casi total de las reservas de energía y la capacidad funcional. Por otro lado, si el objetivo es aumentar el potencial de las posibilidades anaeróbicas glucolítica, la restauración no tiene que ser completa y es posible reducir los intervalos. En la elección entre el intervalo activo y pasivo se debe tener en cuenta que el activo favorece la eliminación del lactato, mientras que el pasivo favorece la reposición de las reservas de fosfato de alta energía (Billat 2001a).

Por lo tanto, la elección entre la recuperación activa o la pasiva dependerá de muchas cosas, pero por lo general una gran intensidad de estímulos va necesitar de una recuperación de baja intensidad y la forma cómo usted descansará depende de la intensidad que desea mantener. En este sentido, los intervalos pasivos favorecen la recuperación de las reservas de energía, lo que permite poner más intensidad en el sprint. Además, los intervalos activos favorecen la eliminación de metabólitos, disminuyendo la acidosis y mitigando las molestias. Con respecto a interrumpir la actividad rápidamente o lentamente, el ejercicio intenso mueve el flujo de sangre para los músculos, desviándolo de los órganos de la región central. Cuando se haya completado la actividad, la sangre regresa rápidamente y hay informes de malestar gastrointestinal debido a estos rápidos cambios y la posibilidad de mareos atribuidos a los cambios bruscos de presión. Por lo tanto, la interrupción gradual podría aliviar estos síntomas. Por otro lado, existe la creencia de que la interrupción repentina podría ser peligrosa para el corazón, pero los factores de riesgo se asocian a menudo con la frecuencia cardiaca y la presión arterial, por lo tanto deteniendo el ejercicio significaría la interrupción de los factores agresivos. Así, parar de una vez no sería tan problemático en principio.

Para una mejor comprensión de los diferentes métodos de entrenamiento de intervalo, se adoptará la división utilizada por Veronique Billat en dos revisiones muy esclarecedoras sobre el tema (Billat 2001b, a). Los términos utilizados seguirán lo propuesto por Denadai et al. (2005). Umbral de lactato (también conocido como umbral ventilatorio) se refiere al punto inmediatamente anterior al aumento de lactato en la sangre en relación a los niveles de reposo, variando entre 40 y 70% de VO_2máx.

El umbral anaeróbico es la máxima intensidad del ejercicio de carga constante en la que ocurre un equilibrio entre la liberación y remoción del lactato en la sangre, variando entre 75 y 95% del VO_2máx. Recordando que, según datos citados por los mismos autores, el tiempo hasta el agotamiento en el umbral anaeróbico varía entre 30 y 60 minutos, mientras que en una actividad realizada en el umbral de lactato el tiempo hasta el agotamiento por lo general varía de 1 a 1,5 horas, pudiendo llegar a 3 horas de duración. El IVO2máx se define como la intensidad del ejercicio asociado con el consumo máximo de oxígeno; en caso de carreras, se puede expresar como velocidad, en el caso del ciclismo, como potencia. Como plantea (Billat 2001a), se puede alcanzar hasta 8 minutos de ejercicios en IVO_2máx.

Intercalados aeróbicos cortos

Para mantener largo periodos de trabajo en IVO2máx, se recomienda que se utilicen los estímulos cortos con intervalos pasivos cortos, por ejemplo, una relación de estímulo: reposo de 10:5 o 15:15

segundos. Un sprint corto previene el agotamiento del glucógeno, porque los intervalos proporcionan una recuperación parcial de las reservas de energía, especialmente de los fosfatos de alta energía. Además, el oxígeno almacenado en la mioglobina puede proporcionar la mayor parte de la demanda de oxígeno, atenuando la participación del sistema anaeróbico.

Un modelo muy popular entre los atletas y entrenadores de carreras es la relación de 30:30. En cuanto al método, los estudios anteriores han demostrado que la tasa de ventilación y la frecuencia cardiaca se mantuvo alta dentro de 20 segundos después del estímulo (Edwards et al., 1973). De hecho, mediante el uso del descanso pasivo de 30 segundos, después de un estimulo de 30 segundos a 120% de IVO2máx, el consumo de oxígeno alcanzará sólo el 70% de VO2max y el nivel de lactato, 14 mmol / L (Fox et al., 1977). Cuando se utiliza el reposo activo en el modelo 30:30 (100%:50% del IVO2máx), Billat *et al.* (2000) encontraron que incluso en el intervalo entre estímulos, el consumo de oxígeno fue máximo, aunque los niveles de lactato no permanecen elevados. Estos estudios revelan alta exigencia del sistema cardiovascular durante el método, inclusive durante los intervalos de descanso.

Este protocolo es generalmente bien tolerado incluso por personas no entrenadas y hay estudios que demuestran su eficacia en relación con la pérdida de peso (Racil *et al.,* 2013).

Intercalados aeróbicos largos

La adopción de intervalos sobre la base de los parámetros cardiovasculares, tales como, por ejemplo, reposar hasta la FC atingir determinando umbral (normalmente se utiliza entre 100 a 140 bpm) especialmente cuando se planifican estímulos más largos (uno ocho minutos). Este enfoque suele ser más cómodo para el profesional, sin embargo, algunos autores cuestionan el hecho de que eso proporciona tiempo de trabajo relativamente bajo en IVO2máx (Billat 2001a). Además de los intervalos con base en parámetros cardiovasculares los intervalos entre los estímulos largos también pueden ser fijados por el tiempo, pero la relación de estímulo: recuperación será mayor que la aplicada en intervalos cortos. Un ejemplo de la relación estimulo: intervalo seria de 2:1 y hasta de 8:1.

Cuando se practica entrenamiento aeróbico de larga duración, la estimulación también se puede basar en el tiempo en que se puede mantener cierta velocidad, por ejemplo, algunos autores utilizaron como parámetro el correspondiente al 50% del tiempo que permanece la IVO2máx (Billat et al., 1999; Smith et al, 1999). El uso de estímulos largos con velocidad entre la velocidad crítica y el IVO2máx no parece ser eficaz en los atletas de alto nivel (Billat 2001a), sin embargo, puede ser aplicable a la mayoría de los alumnos que buscan los profesores de Educación Física.

Anaeróbico Intercalado

Según (Billat, 2001b), los estudios sobre entrenamiento de intervalo anaeróbico se puede definir en dos categorías. La primera consiste en el uso de estímulos con tiempos fijos y el análisis de la cantidad de repeticiones que los individuos podrían llevar a cabo con diferentes intervalos. Las intensidades comúnmente adoptadas son altas (130 a 160% de IVO2máx), pero los estímulos no son máximos con duración aproximada de 10-15 segundos, separados por un intervalo de 15-45 segundos. La segunda categoría incluye esfuerzos máximos de 0,5-5 minutos y examina el comportamiento del rendimiento y las respuestas fisiológicas en el curso de los sucesivos estímulos.

Los Intervalos anaeróbicos de intensidades más altas, son los métodos preferidos para la pérdida de peso debido a sus implicaciones metabólicas. Según Billat (2001a), el entrenamiento de intervalo es más eficaz en el aumento de las tasas de oxidación de grasas que el entrenamiento continuo, a pesar de que gastan menos energía en total, teniendo en cuenta que las adaptaciones de la oxidación beta son más propensas a ocurrir en actividades que requieren el uso de la energía a alta velocidad. Tales declaraciones fueron corroboradas por varios estudios, que refleja una mayor actividad de las enzimas relacionadas con el metabolismo oxidativo, como se mencionó en la sesión anterior. Los entrenamientos de intervalo anaeróbico puede implicar estímulos máximos o sub máximos.

Intercalados anaerobio sub máxima

En un estudio clásico, Margaria *et al.* (1969) utilizaron estímulos al 160% IVO2máx para evaluar el tiempo hasta el agotamiento en función de diferentes intervalos. El tiempo hasta el agotamiento fue de 32 segundos cuando se realizaba el esfuerzo sin intervalos; con intervalos de 10 segundos, el tiempo de trabajo total fue de 100 segundos; llegando a 200 segundos con intervalos de 20 segundos. Por intervalos de 30 segundos, el tiempo hasta el agotamiento fue indefinido. Los resultados mostraron que la duplicación del tiempo de intervalo hace que sea posible trabajar el doble de tiempo como la intensidad especificada. Según este estudio, el tiempo de descanso mínimo para no haber acumulación de lactato fue de cerca de 25 segundos.

Tabata et al. (1997) comparó las características metabólicas de seis sprint de 20 segundos a 170% del VO2máx, con 10 segundos de intervalo y 4 carreras de sprint de 30 segundos a 200% del VO2máx, con 2 minutos de intervalo, y encontraron que el primer protocolo promovía acumulo máximo del déficit de oxígeno junto con el consumo máximo de oxígeno, lo que sugiere que esto causa una estimulación máxima tanto para el sistema anaeróbico como para aeróbico. De hecho, cuando se utiliza este protocolo, el grupo de investigadores japoneses encontraron sorprendentes avances en la capacidad aeróbica y anaeróbica (Tabata et al., 1996).

Este modelo presentado en 1996 por el grupo de investigadores del Instituto de Aptitud Física y Deportes de la prefectura de Kagoshima representa un protocolo utilizado por atletas japoneses y fue creado por Kouichi Irisawa, entrenador del equipo de patinaje de velocidad japonés. Su alta eficiencia y corta duración lo hicieron muy populares, pues un entrenamiento completo puede durar sólo 4 minutos y traer mejores resultados que un entrenamiento de más de una hora. El protocolo implica estímulos de 20 segundos intercalados con 10 segundos de intervalo, con la propuesta de llegar al fallo entre el séptimo y el noveno sprint. La idea es que la fatiga se acumule durante las carreras y ocurra un agotamiento gradual de glucógeno, con sobrecargas tanto de los sistemas aeróbicos como anaeróbicos, de modo a ocurrir una disminución más pronunciada del rendimiento (aproximadamente 20% de disminución) al final de los 7 a 8 sprint. Es importante resaltar que actualmente esta propuesta ha sido adaptada en numerosas actividades, ejercicios localizados, sin embargo, debemos tener cuidado, ya que la mayoría de estas adaptaciones se realiza de manera incorrecta.

El modelo sub máximo de entrenamiento anaeróbico también se utilizó en el estudio de Tremblay et al. (1994), en el que se utilizaron estímulos cortos (15 x 30 segundos a 60% del trabajo máximo realizado en 10 segundos) y largo (5 x 90 segundos a 70% de trabajo máximo realizado en 90 segundos), ambos con intervalos , hasta alcanzarse 120-130 bpm. En este estudio, fue detectado un favorecimiento en la pérdida de grasa corporal para el entrenamiento de intervalo, además de aumento en la actividad de las enzimas en el metabolismo aeróbico y anaeróbico.

Intercalados anaeróbico máximo

Estos entrenamientos son conocidos como entrenamiento de velocidad e implican un esfuerzo máximo. El entrenamiento con el propósito de desarrollar velocidad máxima que normalmente implican estimulación de 6 a 10 segundos con intervalos de al menos 4 minutos. Para favorecer la vía glicolítica es común el uso de estímulos de 100-150 metros con una velocidad entre 88-90% del mejor rendimiento, separados por intervalos pasivos de 5 a 6 minutos (Billat, 2001b).

Este modelo ha sido ampliamente utilizado por su practicidad y los estudios han demostrado su eficacia en variados parámetros de rendimiento y salud (Gibala & Jones, 2013; Gillen & Gibala, 2014). Además, los estudios con la máxima estimulación mostraron cambios positivos tanto en las enzimas del metabolismo aeróbico cuando el anaeróbico, como se muestra los resultados de MacDougall *et al.* (1998) y Rhodes *et al.* (2000), que usaron estímulos máximos de 30 segundos, entonces puede tener importantes implicaciones prácticas en programas de pérdida de peso.

Recomendaciones del entrenamiento para la pérdida de peso

El objetivo es que los alumnos realicen las sesiones de entrenamientos de intervalos intensos, con altas exigencias de los sistemas aeróbicos y anaeróbicos, para que ocurran los cambios fisiológicos mencionados anteriormente. Sin embargo, se debe pasar por etapas preliminares con el fin de preparar el cuerpo del alumno para el cumplimiento de los objetivos.

Principiantes

• Iniciar los entrenamientos de baja intensidad, con un progreso en volumen y posteriormente intensidad;
• No hay necesidad de 30' continuos;
• Promover el ajuste estructural (huesos y articulaciones);
• Aprendizaje de la Técnica del movimiento;
• Seleccionar el ergómetro de acuerdo con la posibilidad del equipo y el interés del alumno;
• Utilizar principalmente los parámetros objetivos (FC) como control.

Inicialmente, se creía que el ejercicio intenso podría generar aumento desproporcionado de la pared del miocardio, dando lugar a alteraciones patológicas tales como arritmias e hipertrofia concéntrica, sin embargo, varios estudios indican que las alteraciones provenientes de actividades intensas no tienen consecuencias funcionales negativas (Ricci *et al.*, 1982; Child *et al.*, 1984; Wernstedt *et al.*, 2002; Arrese *et al.*, 2006), constituyendo solo cambios fisiológicos normales inducidos por la actividad . Por lo tanto, la fase de adaptación, se caracteriza por actividades de baja intensidad, no debido a un potencial de efecto negativo de las actividades intensas en el sistema cardiovascular.

Además, los entrenamientos aeróbicos de baja intensidad son utilizados para prevenir las complicaciones agudas, pues puede ser que el practicante no esté preparado para altas intensidades y haya alteraciones profundas, causando malestar. Adicionalmente, en esta etapa inicial se recomienda promover adaptaciones en el aparato locomotor, pues las actividades intensas exigirán esfuerzos elevados del sistema músculo-articular, esto es particularmente evidente en las carreras, durante las cuales la fuerza de reacción del suelo puede promover un estrés muy alto en articulaciones, especialmente las rodillas y la columna vertebral – por lo tanto es necesario comenzar con velocidades más bajas. Con respecto al ciclismo, antes de la implementación de un entrenamiento intenso, se debe enseñar la técnica correcta de pedalear, ya que sin este aprendizaje los entrenamientos posteriores no serán eficientes, además de que hay un mayor riesgo de lesión. Por tanto, es importante que la fase de adaptación sea específica para la actividad que se va a practicar en el futuro, es decir, si el objetivo se está preparando para la competición de carreras, la adaptación debe ser ejecutada con carreras, si es para el ciclismo, el ajuste debe ser llevado a cabo en la bicicleta etc.

A partir de los estudios que se muestran en los capítulos anteriores, vemos que no es necesario realizar ejercicios continuos para promover la pérdida de peso. Por lo tanto, el tiempo total de la actividad aeróbica puede subdividirse en fracciones más pequeñas, por ejemplo, en vez de realizar 30 minutos de caminata continua se realizan tres períodos de 10 minutos intercalados con otras actividades como el entrenamiento de fuerza o estiramiento.

La percepción subjetiva del esfuerzo es un parámetro importante para controlar la intensidad del ejercicio, sin embargo, en alumnos principiantes es posible que haya dificultad en controlar adecuadamente el entrenamiento a través de la percepción subjetiva, por lo tanto, es aconsejable emplear criterios objetivos, tales como la frecuencia cardiaca, en cuanto educamos los alumnos en el uso de la percepción subjetiva.

Ejemplos de entrenamientos:
- 30 a 60 minutos en el umbral de lactato ;
- 3 Series de 10-15 minutos en el umbral anaeróbico, intercalados con ejercicios resistidos.

Intermediarios

• Aumentar la intensidad del entrenamiento, utilizando los esfuerzos sub máximos y largos intervalos entre las series;
• Emplear entrenamientos aeróbicos de intervalo;
• El uso de parámetros subjetivos y objetivos para el control de la intensidad;
• Aumentar gradualmente la intensidad de los entrenamientos.

Los entrenamientos de intervalos se introducen por lo general después de algunas semanas, dependiendo del progreso del alumno. El sprint se pueden realizar sobre la intensidad asociada con el umbral anaeróbico, sin embargo, la intensidad se establece de acuerdo con la tolerancia y las características individuales. Si el alumno es poco tolerante, pueden ser adoptados períodos más largos (2-4 minutos) de intensidad moderada a alta (90-100% de IVO2máx), con intervalos hasta la frecuencia cardiaca alcanzar valores predeterminados (por ejemplo, el valor en relación al umbral ventilatorio). También se puede utilizar la relación clásica de 30:30 esfuerzo: intervalo, con una intensidad de 100% de IVO2máx.

Ejemplo:
• 6 series de 2 minutos al 100% del IVO2máx con intervalo hasta que la frecuencia cardíaca alcance el umbral ventilatorio;
• 15 series de 30 segundos al 100% IVO2máx con intervalos pasivos de 30 segundos.

Observación: Los entrenamientos deben ser precedidos de un calentamiento adecuado, seguido de una vuelta a la calma.

Avanzado

• Utilice intervalos anaeróbicos intensos;
• Utilice los parámetros subjetivos (percepción de esfuerzo) como control;
• La intensidad controlada por la acción neuromuscular (velocidad, potencia ...);
• La recuperación puede ser fijada por el tiempo (Tabata et al., 1996) o por los parámetros cardiovasculares (Tremblay et al., 1994).

En alumnos avanzados, los entrenamientos anaeróbicos de intervalo de alta intensidad pueden utilizarse de forma segura, ya que hubo adaptación del organismo. En el caso de entrenamientos muy intensos, el ritmo cardíaco no será un buen parámetro de trabajo, dado que no puede elevarse proporcionalmente durante esfuerzo de corta duración (por ejemplo, 10 a 30 segundos), por lo tanto, las formas de control será fundamentalmente criterios subjetivos (percepción subjetiva de esfuerzo) y parámetros neuromusculares como potencia o velocidad. Un ejemplo del uso de la potencia se puede obtener a partir de los estudios realizados por Tremblay et al. (1994) y Stepto et al. (1999). En este sentido, se puede evaluar la velocidad máxima que una persona puede mantener durante un cierto período de tiempo y trabajar con fracciones de esta velocidad. Es una práctica común con la prescripción de los entrenamientos con base en la intensidad en la cual se alcanza el consumo máximo de oxígeno, como en el estudio de Tabata *et al.* (1997) en lo cual fue adoptado el equivalente a 200% de esta intensidad en este el sprint de 30 segundos y 170% en sprint de 20 segundos.

Otra forma de trabajo es con esfuerzos máximos, como en los estudios de *MacDougall et al. (1998)* y que fue traído por el grupo de Martín Gibala (Gibala & Jones, 2013; Gillen & Gibala, 2014). Sin embargo, hay que tener en mente que los esfuerzos máximos son extremadamente exigentes y que la relación entre el estímulo y la recuperación debe ser bien planificada. De esta forma, el intervalo de recuperación entre los entrenamientos debe ser respetado para que haya recuperación del organismo, especialmente del tejido muscular y las reservas de energía, por lo que la realización de este tipo de entrenamiento debe ser separado, con intervalo de dos a tres día.

En cuanto a los intervalos, que pueden ser activos o pasivos, recordando que los intervalos pasivos favorecen la regeneración del sistema de energía, mientras los activos favorecen la eliminación de metabolitos. Es común el uso de intervalos pasivos en la caminadora debido a la dificultad de los equipamientos para reducir y aumentar la velocidad rápidamente. Por lo tanto, después del calentamiento, se eleva la velocidad de la caminadora hasta atingir el de trabajo y después del sprint el alumno simplemente salta y apoya sus pies en los bordes laterales de la caminadora; terminando el intervalo, el alumno salta de nuevo al centro de la caminadora y restablece el sprint. Es importante que este procedimiento sea bien controlado para reducir los riesgos de accidentes.

El control del intervalo puede ser programado por un tiempo fijo, o basarse en parámetros fisiológicos, tales como, por ejemplo, esperar hasta que la frecuencia cardíaca alcance un cierto nivel. La ventaja del intervalo para los parámetros fisiológicos es de ser más cómodo para el practicante adaptarse a la capacidad actual del organismo (cuanto más cansado, mayor será el intervalo), por otro lado, los intervalos de tiempo fijos normalmente inducen un mayor desgaste y puede ofrecer incentivos más intensos y generar una adaptación más positiva en términos de rendimiento, como verificado por Laursen et al. (2002).

Además, los intervalos pueden ser largos o cortos, recordando que los intervalos largos favorecen el desarrollo de la capacidad anaeróbica aláctica, mientras los cortos involucran un mayor estrés para el sistema láctico.

Todavía no es posible decir cuál de los cambios propuestos sería más eficiente, es probable que así como pasa con la musculación, ellos sean apenas medios diferentes de llegar a la misma meta (Gentil, 2006). Por ahora, la recomendación es variar entre los diferentes tipos de entrenamiento para mantener al alumno motivado y estimular la adaptación, teniendo en cuenta las preferencias individuales y otras adaptaciones que ocurre en función de cada protocolo.

Ejemplos:

• 8 sprint de 20 segundos en velocidad máxima, intercalados con intervalos hasta que la frecuencia alcance el 65% de la frecuencia cardiaca máxima;

• 7-9 sprint de 20 segundos, intercalados por 10 segundos, con el objetivo de lograr una pérdida del 20% en el rendimiento en el último sprint;

• 6-8 sprint máximos de 30 segundos intercalados por cuatro minutos de intervalo.

Observaciones: los entrenamientos deben ser precedidos de un calentamiento adecuado seguidos de la vuelta a la calma.

Aplicabilidad y seguridad

A pesar de venir ganando popularidad en los últimos años, el entrenamiento de intervalo se utiliza desde el principio del siglo por atletas y entrenadores con el fin de mejorar el rendimiento deportivo. Una de las más famosas referencias de este método fue del Checo Emil Zatopek, un personaje extraordinario, que logró la hazaña de ganar medallas de oro en las pruebas de 5.000 metros, 10.000 metros y en el maratón en los mismos Juegos Olímpicos, en 1952 en la ciudad de Helsinki.

Sin embargo, el uso de entrenamiento de intervalo no se limita a los atletas. Nicolai Ivanovich Volkov menciona que, desde 1960, el método se ha aplicado ampliamente en el tratamiento y la prevención de enfermedades como "enfermedades cardíacas y pulmonares, trastornos metabólicos y endocrinos, lesiones congénitas en el aparato locomotor, etc." (Volkov, 2002), p.11). De hecho, el entrenamiento de intervalo es generalmente bien tolerado, incluso por personas de edad avanzada. En un estudio de Ahmaidi et al. (1998), por ejemplo, más del 70% de los individuos de la tercera edad del grupo que realizó el entrenamiento de intervalo terminó el experimento, mientras que el número para el grupo del entrenamiento continuo fue sólo de alrededor del 40%.

Por lo tanto, es importante aclarar que el entrenamiento a intervalos no significa necesariamente que una persona iría a correr en intensidades intensas, y si que habrá alternancia entre el esfuerzo y el descanso, siendo que la duración, la intensidad, tipo de ejercicio realizado sean adecuados individualmente, de acuerdo con las características del practicante. Los estudios que han puesto en práctica el entrenamiento de intervalo en personas con obesidad y con sobrepeso obtuvieron resultados positivos sin reportar lesiones, como es el caso de Tjønna et al. (2009) y Sartor et al. (2010), que utilizó cuatro sprint de 4' a 90-95% de la FCM con 3' de intervalo a 70%; Racil et al. (2013) y Dalzill et al. (2014) utilizaron sprint de 30 segundos a 100% de intensidad VO2max, alternado con un intervalo de 30 segundos. Incluso los más intensos sprint con 30 segundos de duración se han utilizado en personas con obesidad y sobrepeso, como fue el caso de Trilk *et al.* (2011), Whyte et al. (2010) Gremeaux et al. (2012), este último estudio duró nueve meses y tuvo 97% de adherencia y no hubo reportes de problemas en los participantes.

De hecho, cuando se trabaja con obesos, a menudo es imposible desarrollar el entrenamiento a baja intensidad y larga duración. En primer lugar, el sobrepeso puede causar con que una simple caminata sea un esfuerzo intenso para muchas personas, por otra parte, frecuentemente se choca con cuestiones logísticas y de cuño individual, como la capacidad de los equipos y la exposición en ciertos ambientes.

Por lo tanto, realizar ejercicios de corta duración intercalados con intervalos de recuperación suele ser la mejor opción. Actividades simples como subir un tramo de escaleras o caminar 100 metros, puede ser parte del HIIT y ayudar a iniciar una persona en actividades físicas, al tiempo que mejora los parámetros metabólicos y ayuda en la pérdida de peso.

Incluso en casos de problemas articulares, el modelo de entrenamiento de intervalo puede ser bien adaptado y ya ha demostrado ser una herramienta valiosa en la mejora de la funcionalidad, como es el caso de Bressel et al. (2014), que aplicó entrenamiento de intervalo en personas con osteoartritis de rodillas o caderas durante seis semanas y encontraron reducciones en el dolor y en el aumento de la funcionalidad, sin efectos adversos y con optima adherencia, Los entrenamientos se realizaron en una caminadora adaptada en el agua e involucraba esfuerzos intensos, de acuerdo con los evaluados, por la percepción de esfuerzo.

Otros estudios se destacan en personas con problemas del corazón (Moholdt *et al.*, 2009; Tjonna *et al.*, 2009; Wisloff *et al.*, 2009; Moholdt *et al.*, 2012; Molmen-Hansen *et al.*, 2012; Rognmo *et al.*, 2012; Bronstad *et al.*, 2013; Fu *et al.*, 2013; Rognmo *et al.*, 2013; Huang *et al.*, 2014; Pedersen *et al.*, 2014; Weston *et al.*, 2014), en algunos de ellos los entrenamientos de intervalos fueron más efectivos que los protocolos de menor intensidad para mejorar la funcionalidad y reducir la gravedad de las manifestaciones de la enfermedad (Wisloff *et al.*, 2007; Tjonna *et al.*, 2008; Moholdt *et al.*, 2009; Tjonna *et al.*, 2009; Molmen-Hansen *et al.*, 2012; Fu *et al.*, 2013).

Por último, los estudios muestran que el entrenamiento de intervalo es eficaz y seguro, siempre que sea planificado y se ejecute correctamente. Por lo tanto, cabe a un profesional competente la correcta utilización del método, que puede traer muchos beneficios para el practicante.

Referencias bibliográficas

Ahmaidi S, Masse-Biron J, Adam B, Choquet D, Freville M, Libert JP & Prefaut C. (1998). Effects of interval training at the ventilatory threshold on clinical and cardiorespiratory responses in elderly humans. *Eur J Appl Physiol Occup Physiol* **78,** 170-176.

Arrese AL, Carretero MG & Blasco IL. (2006). Adaptation of left ventricular morphology to long-term training in sprint- and endurance-trained elite runners. *Eur J Appl Physiol* **96,** 740-746.

Billat LV. (2001a). Interval training for performance: a scientific and empirical practice. Special recommendations for middle- and long-distance running. Part I: aerobic interval training. *Sports Med* **31,** 13-31.

Billat LV. (2001b). Interval training for performance: a scientific and empirical practice. Special recommendations for middle- and long-distance running. Part II: anaerobic interval training. *Sports Med* **31,** 75-90.

Billat VL, Flechet B, Petit B, Muriaux G & Koralsztein JP. (1999). Interval training at VO2max: effects on aerobic performance and overtraining markers. *Med Sci Sports Exerc* **31,** 156-163.

Billat VL, Slawinski J, Bocquet V, Demarle A, Lafitte L, Chassaing P & Koralsztein JP. (2000). Intermittent runs at the velocity associated with maximal oxygen uptake enables subjects to remain at maximal oxygen uptake for a longer time than intense but submaximal runs. *Eur J Appl Physiol* **81,** 188-196.

Bressel E, Wing JE, Miller AI & Dolny DG. (2014). High-intensity interval training on an aquatic treadmill in adults with osteoarthritis:

effect on pain, balance, function, and mobility. *J Strength Cond Res* **28,** 2088-2096.

Bronstad E, Tjonna AE, Rognmo O, Dalen H, Heggli AM, Wisloff U, Ingul CB & Steinshamn S. (2013). Aerobic exercise training improves right- and left ventricular systolic function in patients with COPD. *COPD* **10,** 300-306.

Child JS, Barnard RJ & Taw RL. (1984). Cardiac hypertrophy and function in master endurance runners and sprinters. *J Appl Physiol* **57,** 176-181.

Dalzill C, Nigam A, Juneau M, Guilbeault V, Latour E, Mauriege P & Gayda M. (2014). Intensive lifestyle intervention improves cardiometabolic and exercise parameters in metabolically healthy obese and metabolically unhealthy obese individuals. *Can J Cardiol* **30,** 434-440.

Denadai BS & Grecco CC. (2005). *Educação Física no Ensino Superior - Prescrição do treinamento aeróbio: teoria e prática.* Guanabara Koogan, Rio de Janeiro.

Edwards RH, Ekelund LG, Harris RC, Hesser CM, Hultman E, Melcher A & Wigertz O. (1973). Cardiorespiratory and metabolic costs of continuous and intermittent exercise in man. *J Physiol* **234,** 481-497.

Fox EL, Bartels RL, Klinzing J & Ragg K. (1977). Metabolic responses to interval training programs of high and low power output. *Med Sci Sports* **9,** 191-196.

Fu TC, Wang CH, Lin PS, Hsu CC, Cherng WJ, Huang SC, Liu MH, Chiang CL & Wang JS. (2013). Aerobic interval training improves oxygen uptake efficiency by enhancing cerebral and muscular hemodynamics in patients with heart failure. *Int J Cardiol* **167,** 41-50.

Gentil P. (2006). *Bases Científicas do Treinamento de Hipertrofia.* Sprint, Rio de Janeiro, RJ.

Gibala MJ & Jones AM. (2013). Physiological and performance adaptations to high-intensity interval training. *Nestle Nutr Inst Workshop Ser* **76,** 51-60.

Gillen JB & Gibala MJ. (2014). Is high-intensity interval training a time-efficient exercise strategy to improve health and fitness? *Appl Physiol Nutr Metab* **39,** 409-412.

Gremeaux V, Drigny J, Nigam A, Juneau M, Guilbeault V, Latour E & Gayda M. (2012). Long-term lifestyle intervention with optimized high-intensity interval training improves body composition, cardiometabolic risk, and exercise parameters in patients with abdominal obesity. *Am J Phys Med Rehabil* **91,** 941-950.

Huang SC, Wong MK, Lin PJ, Tsai FC, Fu TC, Wen MS, Kuo CT & Wang JS. (2014). Modified high-intensity interval training increases peak cardiac power output in patients with heart failure. *Eur J Appl Physiol* **114,** 1853-1862.

Laursen PB, Shing CM, Peake JM, Coombes JS & Jenkins DG. (2002). Interval training program optimization in highly trained endurance cyclists. *Med Sci Sports Exerc* **34,** 1801-1807.

MacDougall JD, Hicks AL, MacDonald JR, McKelvie RS, Green HJ & Smith KM. (1998). Muscle performance and enzymatic adaptations to sprint interval training. *J Appl Physiol* **84,** 2138-2142.

Margaria R, Oliva RD, Di Prampero PE & Cerretelli P. (1969). Energy utilization in intermittent exercise of supramaximal intensity. *J Appl Physiol* **26,** 752-756.

Moholdt T, Aamot IL, Granoien I, Gjerde L, Myklebust G, Walderhaug L, Brattbakk L, Hole T, Graven T, Stolen TO, Amundsen BH, Molmen-Hansen HE, Stoylen A, Wisloff U & Slordahl SA. (2012). Aerobic interval training increases peak oxygen uptake more than usual care exercise training in myocardial infarction patients: a randomized controlled study. *Clin Rehabil* **26,** 33-44.

Moholdt TT, Amundsen BH, Rustad LA, Wahba A, Lovo KT, Gullikstad LR, Bye A, Skogvoll E, Wisloff U & Slordahl SA. (2009). Aerobic interval training versus continuous moderate exercise after coronary artery bypass surgery: a randomized study of cardiovascular effects and quality of life. *Am Heart J* **158,** 1031-1037.

Molmen-Hansen HE, Stolen T, Tjonna AE, Aamot IL, Ekeberg IS, Tyldum GA, Wisloff U, Ingul CB & Stoylen A. (2012). Aerobic interval training reduces blood pressure and improves myocardial function in hypertensive patients. *Eur J Prev Cardiol* **19,** 151-160.

Pedersen LR, Olsen RH, Jurs A, Astrup A, Chabanova E, Simonsen L, Wisloff U, Haugaard SB & Prescott E. (2014). A randomised trial comparing weight loss with aerobic exercise in overweight individuals with coronary artery disease: The CUT-IT trial. *Eur J Prev Cardiol.*

Racil G, Ben Ounis O, Hammouda O, Kallel A, Zouhal H, Chamari K & Amri M. (2013). Effects of high vs. moderate exercise intensity during interval training on lipids and adiponectin levels in obese young females. *Eur J Appl Physiol* **113,** 2531-2540.

Ricci G, Lajoie D, Petitclerc R, Peronnet F, Ferguson RJ, Fournier M & Taylor AW. (1982). Left ventricular size following endurance, sprint, and strength training. *Med Sci Sports Exerc* **14,** 344-347.

Rodas G, Ventura JL, Cadefau JA, Cusso R & Parra J. (2000). A short training programme for the rapid improvement of both aerobic and anaerobic metabolism. *Eur J Appl Physiol* **82,** 480-486.

Rognmo O, Moholdt T, Bakken H, Hole T, Molstad P, Myhr NE, Grimsmo J & Wisloff U. (2012). Cardiovascular risk of high- versus moderate-intensity aerobic exercise in coronary heart disease patients. *Circulation* **126,** 1436-1440.

Rognmo O, Moholdt T, Bakken H, Hole T, Molstad P, Myhr NE, Grimsmo J & Wisloff U. (2013). Response to letter regarding article, "Cardiovascular risk of high- versus moderate-intensity aerobic exercise in coronary heart disease patients". *Circulation* **127,** e638.

Sartor F, de Morree HM, Matschke V, Marcora SM, Milousis A, Thom JM & Kubis HP. (2010). High-intensity exercise and carbohydrate-reduced energy-restricted diet in obese individuals. *Eur J Appl Physiol* **110,** 893-903.

Smith TP, McNaughton LR & Marshall KJ. (1999). Effects of 4-wk training using Vmax/Tmax on VO2max and performance in athletes. *Med Sci Sports Exerc* **31,** 892-896.

Stepto NK, Hawley JA, Dennis SC & Hopkins WG. (1999). Effects of different interval-training programs on cycling time-trial performance. *Med Sci Sports Exerc* **31,** 736-741.

Tabata I, Irisawa K, Kouzaki M, Nishimura K, Ogita F & Miyachi M. (1997). Metabolic profile of high intensity intermittent exercises. *Med Sci Sports Exerc* **29,** 390-395.

Tabata I, Nishimura K, Kouzaki M, Hirai Y, Ogita F, Miyachi M & Yamamoto K. (1996). Effects of moderate-intensity endurance and high-intensity intermittent training on anaerobic capacity and VO2max. *Med Sci Sports Exerc* **28,** 1327-1330.

Tjonna AE, Lee SJ, Rognmo O, Stolen TO, Bye A, Haram PM, Loennechen JP, Al-Share QY, Skogvoll E, Slordahl SA, Kemi OJ, Najjar SM & Wisloff U. (2008). Aerobic interval training versus continuous moderate exercise as a treatment for the metabolic syndrome: a pilot study. *Circulation* **118,** 346-354.

Tjonna AE, Stolen TO, Bye A, Volden M, Slordahl SA, Odegard R, Skogvoll E & Wisloff U. (2009). Aerobic interval training reduces cardiovascular risk factors more than a multitreatment approach in overweight adolescents. *Clin Sci (Lond)* **116,** 317-326.

Tremblay A, Simoneau JA & Bouchard C. (1994). Impact of exercise intensity on body fatness and skeletal muscle metabolism. *Metabolism* **43,** 814-818.

Trilk JL, Singhal A, Bigelman KA & Cureton KJ. (2011). Effect of sprint interval training on circulatory function during exercise in sedentary, overweight/obese women. *Eur J Appl Physiol* **111,** 1591-1597.

Volkov NI. (2002). *Teoria e Prática do Treinamento Intervalado no Esporte.* Editora Multiesportes, Londrina.

Wernstedt P, Sjostedt C, Ekman I, Du H, Thuomas KA, Areskog NH & Nylander E. (2002). Adaptation of cardiac morphology and function to endurance and strength training. A comparative study using MR imaging and echocardiography in males and females. *Scand J Med Sci Sports* **12,** 17-25.

Weston KS, Wisloff U & Coombes JS. (2014). High-intensity interval training in patients with lifestyle-induced cardiometabolic disease: a systematic review and meta-analysis. *Br J Sports Med* **48,** 1227-1234.

Whyte LJ, Gill JM & Cathcart AJ. (2010). Effect of 2 weeks of sprint interval training on health-related outcomes in sedentary overweight/obese men. *Metabolism* **59,** 1421-1428.

Wisloff U, Ellingsen O & Kemi OJ. (2009). High-intensity interval training to maximize cardiac benefits of exercise training? *Exerc Sport Sci Rev* **37,** 139-146.

Wisloff U, Stoylen A, Loennechen JP, Bruvold M, Rognmo O, Haram PM, Tjonna AE, Helgerud J, Slordahl SA, Lee SJ, Videm V, Bye A, Smith GL, Najjar SM, Ellingsen O & Skjaerpe T. (2007). Superior cardiovascular effect of aerobic interval training versus moderate continuous training in heart failure patients: a randomized study. *Circulation* **115,** 3086-3094.

Musculación y pérdida de peso

Dada la ineficiencia del modelo aeróbico para promover la pérdida de peso, algunos autores sugieren que los ejercicios tendrían papel importante en el mantenimiento de la masa corporal magra, no necesariamente en la pérdida de peso o de la grasa corporal (Hill & Wyatt, 2005). Sin embargo, es extraño observar que, incluso en este caso, la actividad recomendada sigue siendo la aeróbica, lo que va contra el sentido común, ya que los mejores resultados en esta dirección se obtendrían con el entrenamiento resistido. Pero los beneficios de la musculación en programas de pérdida de peso parecen ir más allá del simple mantenimiento de la masa corporal magra. De hecho, esta actividad ha sido adoptada como un medio para la pérdida de peso hace más de 30 años, como se muestra en los estudios citados por Fleck & Kraemer (2004).

Recientemente, un grande estudio transversal refuerza la importancia de practicar la musculación para el mantenimiento de la composición corporal. El estudio realizado por investigadores de la Escuela de Salud Pública de Harvard siguió 10.500 hombres 1996 hasta 2008 y analizó la asociación entre los cambios en el perímetro de la cintura con la práctica de la musculación, ejercicios aeróbicos y de otras actividades y factores (Mekary et al., 2014). Según los resultados, la práctica de la musculación se asocia con menores ganancias en la circunferencia de la cintura en un efecto dosis-dependiente, es decir, cuanto mayor sea la práctica de la musculación, mejores serán los resultados. El estudio reveló que el efecto del culturismo es dos veces mayor que las actividades aeróbicas, incluso cuando ajustados por otras variables, tales como hábitos alimenticios. Para las personas que practican más de 25 minutos de musculación por día, la inclusión de actividades aeróbicas no trajo beneficios adicionales. Por otra parte, la sustitución de la musculación por cualquier otra actividad, inclusive ejercicios aeróbicos, aumentando la probabilidad de aumento de la circunferencia de la cintura, revelando que practicar musculación tiene un importante efecto a largo plazo. A pesar de los ejercicios aeróbicos estar relacionados con un menor aumento de peso, hay que señalar que un menor peso asociado con una mayor circunferencia de la cintura no es necesariamente ventajoso en términos de estética y salud, puede reflejar pérdida de masa magra y aumento de grasa visceral, como se sugiere en el estudio.

Comparaciones transversales entre el entrenamiento aeróbico y musculación

Algunos estudios transversales indican que la práctica de actividades aeróbicas no ofrece ventajas sobre el entrenamiento de musculación con respecto al porcentaje de grasa. Ballor y Poehlman (1992) estudiaron 82 mujeres divididas en: sedentarias, practicantes de musculación y de ejercicios aeróbicos. Las practicantes de actividades físicas se ejercitaban por lo menos tres veces a la semana durante un tiempo promedio mayor de dos años. Las evaluaciones realizadas por el pesaje hidrostático revelaron que no hubo diferencias en el porcentaje de grasa entre las practicantes de musculación (14,7%) y de ejercicios aeróbicos (16,2%), y ambos tenían valores inferiores a las sedentarias (21,8%).

El análisis reveló que el grupo involucrado con el entrenamiento aeróbico tenía mayor gasto calórico durante el tiempo libre en comparación con los sedentarios (2.530vs. 1.693 KJ / día), pero lo mismo no ocurría con el entrenamiento de fuerza (2.180 KJ / día). Con respecto a los hábitos alimenticios, no hubo diferencia con el consumo de energía, a pesar de la ingesta para los practicantes de musculación ser de (8.551 kJ) aparentemente más alta que el grupo sedentario (7.883 kJ) y del entrenamiento aeróbico (7.928 kJ). Es decir, los practicantes de musculación gastaban menos energía y comían más que los practicantes de ejercicios aeróbicos, más con todo eso todavía tenían un porcentaje de grasa relativamente bajo.

Posteriormente, Grund et al. (2001) comparó hombres jóvenes también divididos en tres grupos: 1) sedentarios; 2) practicantes de musculación; 3) atletas de resistencia. Este último grupo estaba compuesto por corredores de larga distancia, triatletas y ciclistas, el grupo de practicantes de musculación fue reclutado en las academias de Kiel. Para entrar en el estudio, era necesario ser deportista aficionado y entrenar por lo menos tres veces a la semana (al menos cinco horas por semana). Los resultados mostraron que los practicantes de musculación y atletas de resistencia tuvieron porcentajes similares de grasa (15,5 y 15,3%, respectivamente), y ambos significativamente menores que el grupo de control (20,6%).

Combinación de musculación y entrenamiento aeróbico

La adición de entrenamiento resistido (con pesas) a los ejercicios aeróbicos parece traer ventajas adicionales sobre los cambios en la composición corporal. En 1999, Kraemer et al. llevó a cabo un estudio comparativo de 12 semanas en tres grupos: 1) dieta; 2) dieta + ejercicio aeróbico; 3) dieta + ejercicios aeróbicos + entrenamiento de fuerza. El entrenamiento aeróbico se realizó durante 50 minutos a 70-80% de la FC máxima. En el grupo combinado, el entrenamiento de fuerza se realizó después del ejercicio aeróbico, después de una periodización no lineal, con una alternancia de entrenamientos "pesados" (5-7 RM) y "suave" (8-10 RM); cada ejercicio se realizó con tres series e intervalos de dos minutos en el entrenamiento "pesado" y un minuto en los "leves". Al final del estudio, todos los grupos fueron capaces de reducir el peso de forma similar, con tendencia de una menor pérdida en el grupo del ejercicio aeróbico. Sin embargo, la fuerte distinción se produjo en la composición corporal. De la pérdida de peso, el grupo que practicó también el culturismo redujo 97% de grasa y 78% del grupo ejercicio aeróbicos + dieta y el 69% para la dieta solamente, este último perdió una cantidad significativa de masa magra (Kraemer et al., 1999).

Anteriormente, Wallace et al. (1997) había estudiado hombres con hiper-insulinemia sometidos a ejercicios aeróbicos o una combinación de entrenamiento aeróbico y resistido, durante 14 semanas. Ambos grupos se ejercitaron 3 veces por semana. El aeróbico duró 60 minutos (30 minutos de bicicleta + 30 minutos de caminadora) con intensidad de 60-70% de FC de reserva. El entrenamiento combinado involucró, en el mismo día, el mismo entrenamiento aeróbico y entrenamiento resistido compuesto por ocho ejercicios y cuatro series de 8-12 repeticiones al 75% de 1RM, con un minuto de descanso entre series. La dieta se mantuvo constante durante todo el estudio. Según los resultados, sólo el entrenamiento combinado resultó en la pérdida de la masa de grasa y la reducción en el porcentaje de grasa fue mayor en este grupo en comparación con el entrenamiento aeróbico hecho de forma solitaria (-6,92x-1,36%). La ganancia de masa magra también mostró valores absolutos significativamente diferentes (+4,33 x 0,03 kg), aunque la diferencia no fue significativa, probablemente debido al bajo número de sujetos en la muestra. La adición al entrenamiento de fuerza también trajo marcada mejorías en los parámetros relacionados con la resistencia a la insulina y la salud cardiovascular.

La combinación de entrenamientos fue estudiado nuevamente por los investigadores en Japón y Corea en 2003, sin embargo, el volumen del ejercicio aeróbico se redujo a la mitad en el entrenamiento combinado. Park et al. (2003) llevaron a cabo un estudio de seis meses, en el que dividieron 30 mujeres obesas en tres grupos: 1) control; 2) ejercicios aeróbicos; 3) combinación de entrenamiento resistido y entrenamiento aeróbico. Los ejercicios aeróbicos se practicaron seis veces por semana durante una hora con intensidad entre el 60-70% de la FCmáx. El entrenamiento combinado involucró cada modalidad deportiva tres veces a la semana, en días alternados; el entrenamiento resistido se realizó con carga entre 60 y 70% de 1RM. La pérdida de peso y grasa fue similar entre los grupos que practicaban ejercicios, pero sólo el entrenamiento combinado promovió el aumento de la masa magra, que también fue más eficiente en traer reducciones en la grasa visceral (Park et al., 2003).

Comparación entre el ejercicio aeróbico y la musculación.

Algunas contribuciones valiosas surgen de estudios que utilizaron diferentes formas de ejercicios como intervención. En este sentido, la mayoría de los experimentos indica que el ejercicio aeróbico no es superior al entrenamiento resistido para promover la pérdida de grasa. En cuanto a la masa magra, los estudios indican que la musculación debe ser incluida en el programa si el objetivo es ganar o mantener este componente.

Hagberg, et al. (1989) llevó a cabo un estudio de hombres y mujeres entre 70 y 79 años para evaluar los efectos de 26 semanas de entrenamiento resistido en parámetros cardiovasculares. El entrenamiento de resistencia fue progresivo, alcanzando la intensidad de 75-85% del VO2máx durante 35-45 minutos. El entrenamiento de fuerza consistía en una sola serie de 8-12 repeticiones en 10 ejercicios; los entrenamientos fueron sub máximos en las primeras 13 semanas y realizados hasta el fallo en las 13 semanas siguientes. A pesar del entrenamiento de resistencia producir un mayor gasto calórico y haberse realizado dentro de la zona de quema de grasa, la reducción en la suma de pliegues cutáneos fue igual para ambos grupos.

Posteriormente, Lee et al. (1992) dividieron 36 jóvenes del sexo masculino en tres grupos: 1) carreras; 2) entrenamiento de fuerza; 3) combinado (carreras + entrenamiento de fuerza); Durante el estudio de diez semanas, las carreras se realizaron al 75% de FC máxima durante 30-35 minutos, tres veces a la semana. En el entrenamiento de fuerza, se realizaron ocho ejercicios con tres series de 10 repeticiones y 1 a 2 minutos de intervalos entre las series. El grupo que practicó solamente carreras no consiguió ninguna alteración en el peso o en la composición corporal, evaluada mediante el pesaje hidrostático, sin embargo, los grupos que practicaban solamente el entrenamiento con pesas, y combinados con las carreras, obtuvieron un aumento de la masa corporal magra y disminución en el porcentaje de grasa corporal.

En un estudio de 1994, Goldberg et al. (1994) compararon los efectos de 16 semanas de carreras o entrenamientos resistido sobre la composición corporal de los hombres jóvenes. La carrera se celebró entre el 70% y el 85% de la FC máxima durante al menos 45 minutos. El entrenamiento con pesas tuvo una duración similar, que constaba con ocho ejercicios básicos, realizados en tres series de 3 a 8 repeticiones máximas e intervalo de dos minutos entre cada serie. Al final, ambos grupos de manera similar redujeron el porcentaje de grasa, sin embargo, el aumento de la masa magra sólo fue significativa en el grupo entrenado con pesas.

Geliebter et al. (1997) dividieron las mujeres moderadamente obesas en tres grupos: 1) dieta + entrenamiento de fuerza; 2) dieta + entrenamiento aeróbico; 3) sólo dieta; El entrenamiento resistido se realizó en tres series sub máximas con contracciones lentas, de cinco segundos en cada etapa. El entrenamiento aeróbico se realizó con ergómetros de extremidades inferiores y superiores, con frecuencias cardíacas superiores al 70% del máximo. Para la dieta, todos los pacientes recibieron una fórmula con contenido calórico equivalente a 70% de la TMR.

Los resultados mostraron que todos los grupos tenían una pérdida de peso similar de alrededor de nueve kilogramos. La reducción de la grasa también fue similar, sin embargo, el grupo que recibió el entrenamiento de fuerza obtuvo menor pérdida de masa corporal magra.

En el estudio de Dolezal & Potteiger (1998), 30 hombres físicamente activos se dividieron en tres grupos: 1) entrenamiento resistido; 2) entrenamiento de resistencia; 3) entrenamiento combinado. Cada uno realizado tres veces a la semana durante 10 semanas. El entrenamiento aeróbico se realizó progresando continuamente en duración e intensidad hasta llegar a las sesiones de 40 minutos al 75-85% de la FC máxima. El entrenamiento resistido se llevó a cabo con tres series de repeticiones máximas. Las sesiones se dividieron en ejercicios para la parte superior (lunes), inferior (miércoles) y superior e inferior (viernes). El entrenamiento combinado consistió en la suma de los dos protocolos, con el entrenamiento con pesas que tuvo lugar en el inicio de la sesión. Un análisis nutricional reveló que ninguno de los grupos alteró su dieta durante todo el estudio. Según los resultados, todos redujeron el porcentaje de grasa, y el grupo combinado tuvo resultados superiores en comparación con los de resistencia, pero no había ninguna diferencia entre el entrenamiento de resistencia y el entrenamiento resistido. También es interesante observar que el grupo sometido al entrenamiento aeróbico mostró una reducción significativa en la tasa metabólica basal, a pesar de no haber perdido masa magra, mientras que los practicantes del entrenamiento de fuerza obtenía aumento de la tasa metabólica basal corregido para la masa corporal magra, que puede ser una ventaja a largo plazo para este modelo.

Banz et al. (2003) compararon los efectos de 10 semanas de entrenamiento de fuerza y aeróbico e hombres obesos con síndrome metabólico. El entrenamiento de fuerza involucró tres series de 10 RM en ocho ejercicios. El aeróbico consistió en sesiones de 40 minutos a un 85% de la FCM. Ambos se llevaron a cabo 3 veces por semana. Según los resultados, los dos grupos tuvieron reducciones similares en la relación cintura-cadera, sin embargo, sólo el entrenamiento de fuerza infirió reducciones en el porcentaje de grasa y aumento de masa magra.

Ross et al. (1996) Dividieron 33 hombres obesos en tres grupos: 1) solamente dieta; 2) dieta combinada con ejercicios aerobios; 3) dieta combinada con entrenamiento resistido. La dieta está diseñado para proporcionar un déficit de calorías de 1000 kcal por día, el entrenamiento aeróbico tuvo una duración de una hora y se llevaron a cabo cinco veces a la semana, los entrenamientos de musculación ocurrieron tres veces a la semana, con apenas una serie de 8-12 repeticiones máximas (en un tiempo de 4020) con ocho ejercicios. El gasto de energía de cada sesión de entrenamiento de sobrecargas se estimó en 120 kcal, y en el aeróbico, en aproximadamente 360 kcal, lo que resultaría en un gasto de energía equivalente a 5.700 y 26.500, respectivamente, al final del estudio. A pesar de la gran diferencia en el equilibrio de calorías y el hecho de que el grupo aeróbico haber realizado la actividad en la zona de quema de grasa, no hubo diferencia entre la pérdida de peso y grasa entre los grupos. Aplicando el modelo matemático se podría estimar que la musculación   promovería una pérdida de peso adicional de menos de 1 kg y el entrenamiento aeróbico una pérdida de más de 3 kg. Pero en el caso del entrenamiento resistido, hubo una pérdida de 1,6 kg, no siendo tan significativa; sin embargo, para el ejercicio aeróbico no hubo ninguna ventaja aparente. Los resultados también muestran ganancias en la fuerza, a pesar del balance negativo de calorías, lo que corrobora otros estudios que demuestran ser posible lograr adaptaciones positivas en términos de fuerza y masa muscular, aun en las dietas bajas en calorías (Ryan et al., 1995; Bryner et al., 1999).

En un estudio de 12 semanas, Broeder et al. (1997) dividieron 64 hombres jóvenes en tres grupos: 1) de control. 2) con entrenamiento de resistencia.   3) entrenamiento resistido. El entrenamiento resistido se llevó a cabo en cuatro sesiones semanales (dos para la parte superior y dos para la parte inferior del tronco) y con series máximas. El entrenamiento de resistencia también se llevó a cabo en cuatro sesiones semanales, llegando a 50 minutos al 85% de la frecuencia cardiaca máxima, con inclusión del método Fartlek en las últimas semanas. El entrenamiento de resistencia redujo el porcentaje de grasa del 18,4 al 16,5%, mientras que en el entrenamiento de fuerza, el cambio fue 21,8-18,7%, sin diferencias entre los grupos. Sólo el grupo que practicó el entrenamiento de fuerza tuvo un aumento de masa magra. En un estudio previo, Broeder et al. (1992b) también encontró resultados similares.

Bryner et al. (1999) comparó los efectos del entrenamiento con pesas y aeróbico en individuos obesos sometidos a una dieta de 800 kcal. El grupo de actividades aeróbicas se ejercitó cuatro veces por semana durante una hora. El grupo de la musculación, sólo tres veces a la semana en 10 ejercicios, alcanzando cuatro series de 8-15 repeticiones. Ambos tuvieron aumentos similares en el VO_2máx y pese a que todos perdieron peso, los ejercicios aeróbicos causaron una pérdida severa de la masa corporal magra (alrededor de 4 Kilogramos) y se redujo a +/- 200 kcal en el metabolismo en reposo. A diferencia de las inconveniencias de los resultados del entrenamiento de resistencia, el entrenamiento de musculación conservó tanto la masa magra como el metabolismo en reposo.

El estudio de Bryner es particularmente interesante para verificar el mantenimiento de la masa magra inclusive con una dieta altamente restringida; Datos similares fueron reportados por Ballor et al. (1988). Los autores encontraron que la adición de entrenamiento de fuerza a una dieta hipocalórica (déficit calórico de 1.000 kcal / día) provoca que las mujeres obesas ganen masa muscular y aún reduzcan el porcentaje de grasa de una forma más significativa en comparación con la adopción solamente de una dieta.

En cuanto a los efectos posteriores, un estudio de la Universidad de Vermont, Canadá, comparó los efectos del entrenamiento aeróbico con el de fuerza para el mantenimiento del peso después de la pedida del peso corporal. Después de un programa de pérdida de peso de 11 semanas, donde hubo una reducción media de 9 kg, Ballor *et al.* (1996) dividieron la muestra en dos grupos, los cuales realizaron tres sesiones semanales de entrenamiento de fuerza o aeróbico en las próximas 12 semanas. El entrenamiento de fuerza se llevó a cabo con tres series de ocho repeticiones al 80% de 1RM. Durante los ejercicios aeróbicos se realizaron 60 minutos de caminata a intensidades superiores al 50% del VO_2máx.

El metabolismo en reposo, evaluado entre 36 y 60 horas después de la última sesión de ejercicio, sufrió cambios similares en ambos grupos. Sólo el grupo que realizó actividades aeróbicas perdió peso, sin embargo, hubo una pérdida significativa de masa magra, de este modo, el porcentaje de grasa se mantuvo sin cambios. Con el entrenamiento de fuerza, hubo una tendencia del porcentaje de grasa se reducir, pero la diferencia no fue significativa, y se produjo un aumento en la masa corporal magra.

También hay estudios que no han encontrado resultados positivos en la musculación y señalan ventajas para el ejercicio aeróbico, como Glowacki *et al.* (2004), quien dividió 45 hombres sedentarios en 3 grupos: 1) entrenamiento de fuerza, 2) entrenamiento aeróbico, 3) formación combinada. El estudio duró 12 semanas y el protocolo de entrenamiento de fuerza tuvo como base porcentajes de 1RM, variando en tres series de 10 repeticiones al 75%, 8 repeticiones al 80% y 6 repeticiones al 85% de 1RM. El entrenamiento aeróbico se realiza continuamente, llegando a 40 minutos a 80% de la FC máxima. El entrenamiento combinado que implica la realización de las dos actividades en días alternados. Sólo el grupo que realizó el entrenamiento aeróbico logró una reducción en el porcentaje de grasa corporal (-1,5%), sin embargo, la comparación entre los grupos no reveló diferencias significativas. Ganancias de masa magra fueron significativas en el entrenamiento combinado y el entrenamiento con sobrecargas, con las cifras mostrándose significativamente mayores que los obtenidos con las sesiones de ejercicios aeróbicos.

El estudio Smutok *et al.* (1993) también no encontró resultados positivos en la musculación. En este estudio de 20 semanas, los autores dividieron 44 hombres no entrenados en tres grupos: 1) el entrenamiento aeróbico, 2) entrenamiento resistido,
3) de control. El entrenamiento resistido se realizó tres veces por semana con dos series de 12 a 15 repeticiones máxima en 11 ejercicios, con intervalos de 90 segundos entre series. El aeróbico también se realizó tres veces a la semana, la intensidad se mantuvo entre 75-85% de la FC de reserva durante los 30 minutos de actividades.

Los resultados del análisis de la composición corporal por peso hidrostático mostraron que hubo una reducción significativa en el porcentaje de grasa apenas para el entrenamiento aeróbico (-1,6%), sin embargo, los cambios en los factores de riesgo cardiovasculares fueron similares para ambos tipos ejercicios.

Por lo tanto, aunque es posible encontrar resultados contradictorios, la mayoría de la literatura indica que las formas tradicionales utilizadas en la musculación y en los ejercicios aeróbicos tienen efecto equivalente sobre la pérdida de grasa corporal, siendo que la musculación proporciona más éxito en mantener o aumentar la masa muscular y de la TMR. Esto puede ser particularmente importante para las personas que pasan por tratamientos o condiciones que conducen a una combinación de ganancia de grasa y pérdida de masa muscular, lo que ha sido llamado por algunos autores obesidad sarcopénica , como se ve en ancianos (Miller & Wolfe, 2008 ; Stenholm et al, 2008), con cáncer (de Demark-Wahnefried et al., 2002; Prado et al, 2008), con artritis reumatoide (Giles et al, 2008), del síndrome cardio-metabólico (Domínguez & Barbagallo,2007), con enfermedad de Parkinson (Petroni et al. 2003) y otros.

Este patrón desproporcionado de grasa y masa muscular también puede notarse en pacientes con SIDA (Wang et al., 2001; Salomon et al., 2002; Hawkins, 2006). Además en los casos patológicos, el mantenimiento o el aumento de la masa muscular y el metabolismo es importante por la funcionalidad, por la estética y para evitar una mayor ganancia de peso en el futuro, tan común en los tratamientos de reducción de peso corporal, llevando en consideración la asociación entre el metabolismo de descanso y el aumento de peso ya mencionada (Ravussin et al., 1988; Astrup et al., 1996; Astrup et al., 1999).

Musculación y pérdida de peso

A pesar de todo lo anterior, el simple hecho de que la pérdida de peso promovida por la musculación se igualar al promovido por el aeróbico no puede ser visto como suficiente, como ya expusimos anteriormente los resultados del ejercicio aeróbico utilizado tradicionalmente son insignificantes. Es necesario, por tanto, que, como se ha propuesto para el ejercicio aeróbico, analizar cuidadosamente los factores involucrados en el entrenamiento de musculación con el fin de llegar a protocolos más eficientes.

En este sentido, vale la pena mencionar algunos estudios utilizando protocolos intensos, como fue el caso de Ibanez et al. (2005), que aplicó un protocolo de entrenamiento periodizado implicando repeticiones máximas en mujeres con diabetes tipo II. A pesar de que los participantes hayan aumentado la ingesta de calorías en un 15% y no hubo aumento en el gasto total de energía, la reducción de la grasa corporal fue de 10% en promedio! Un resultado que llama la atención por revelar pérdida de grasa en personas con un aparente balance calórico positivo. Cauza et al. (2005) reportaron resultados interesantes en los diabéticos con sólo 6 series semanales de entrenamiento de musculación realizado hasta el fallo concéntrico, creando números más positivos que 30 minutos de actividad aeróbica tres veces por semana.

Notables resultados han sido obtenidos por Valente et al. (2011) y Ávila et al. (2010) al agregar el entrenamiento de fuerza (8-12 repeticiones) a un programa de dieta en obesos de la tercera edad. La pérdida de peso del grupo que hizo solamente dieta fue de 2%, frente al 3,6% en practicante de musculación, sin embargo, los resultados de la composición corporal fueron más reveladores. Hubo una pérdida del 11,2% de grasas en los que practicaron musculación y de apenas 0,2% en los que hicieron dieta. La masa muscular aumentó 1,3% en el grupo que practicó musculación y se redujo 2,7% en el grupo que hizo sólo aeróbico!

Un estudio posterior de Antonio Paoli continúa mostrando los efectos positivos de los protocolos de entrenamiento de musculación. Durante 12 semanas, 60 pacientes de edad avanzada fueron divididos en tres grupos: uno hizo ejercicios aeróbicos por 40 minutos a 50% de la FCM; otro circuito con ocho a 50 minutos de aeróbicos (tres minutos a 50% y un minuto a 75% de la FCM) siguen cinco ejercicios, realizados a 15RM, y el tercero , 8 minutos de aerobio (tres minutos a 50% e un minuto a 75% da FCM) seguido de cinco ejercicios con pausa-descanso (6 RM mas dos pausas de

20"). La dieta de los participantes se mantuvo sin cambios. Según los resultados, la pérdida de grasa, el aumento de la masa muscular, la mejora de los Lípidos y la presión arterial fueron agravados en los que entrenaron con intensidades más altas (Paoli et al., 2013). Anteriormente, Paoli et al. (2010) había encontrado resultados similares al comparar estos tres protocolos en personas de mediana edad y sin obesidad.

Estos estudios sugieren que el entrenamiento intenso de musculación es eficaz en la reducción de la grasa corporal, lo que refuerza la importancia de la intensidad en el proceso de pérdida de peso. Y su eficacia parece estar estrechamente relacionada con los cambios agudos y crónicos que promuevan en el metabolismo.

Cambios en el metabolismo en respuesta al entrenamiento resistido

El hecho de que ejercicios aeróbicos producen pérdida de grasa similar, o incluso menor, a la musculación es algo más allá de la comprensión de los metabolismos y los modelos matemáticos, ya que los protocolos del entrenamiento resistido empleados normalmente tienen menor gasto energético y están fuera de la zona de la quema grasa. Por lo tanto, un análisis de los efectos del entrenamiento resistido sobre el metabolismo es importante para tratar de entender los orígenes de este fenómeno y desarrollar estrategias más eficientes. Muchos factores analizados son los mismos abordados en el enfoque bioquímico presentado anteriormente, pues la musculación también puede actuar como un entrenamiento de intervalo si se planifica adecuadamente, por lo tanto, el análisis que aquí se presenta se refieren únicamente a estudios específicos.

Efectos agudos

Por lo que sabemos, el gasto de energía después del ejercicio resistido comenzó a ser evaluado en la década de 1990. En artículo de

1992, Elliot et al. (1992) compararon el gasto de energía en el plazo de dos horas después de 40 minutos de tres actividades diferentes: 1) Caminadora a (al 80% de la FC máxima), 2) Entrenamiento en circuito (4 series de 15 repeticiones al 50% de 1RM), 3) Entrenamiento de fuerza (serie máximo 3 al 80-90% de 1RM). Los resultados mostraron que se obtuvo el gasto de energía más bajo después de la realización de los ejercicios en la caminadora, sin embargo, los valores absolutos muestran diferencias de sólo 20 kcal. Valores modestos también fueron reportados por Burleson et al. (1998) al comparar el comportamiento del metabolismo de 15 jóvenes después de un entrenamiento en circuito y un entrenamiento aeróbico continuo en la caminadora. Los protocolos tenían la misma duración (27 minutos) y tuvieron el consumo de oxígeno igualado; el circuito se realizó con repeticiones máximas al 60% de 1RM y el entrenamiento aeróbico aproximadamente al 45% del $VO_2máx$ (velocidad entre 5,6 y el 8 km / h). El gasto calórico de las sesiones fueron los mismos en ambos tipos de entrenamiento, sin embargo, el consumo total de oxígeno en los primeros 30 minutos después del ejercicio fue mayor para el entrenamiento de fuerza (19 l) en comparación con la caminadora (12,7 l).

En un estudio posterior, los resultados fueron diferentes a los presentados anteriormente. Crommett & Kinzey (2004) tuvieron la iniciativa pionera de incluir obesos en su estudio que comparó el EPOC de una sesión de entrenamiento resistido y una de ejercicios aeróbicos. El entrenamiento resistido se compone de cinco ejercicios realizaron en tres series de 8-12 repeticiones a 70% de 10RM en un minuto de intervalo entre las series. El entrenamiento aeróbico se llevó a cabo en un ciclo ergómetro a 60-65% del $VO_2máx$ con una duración controlada para el entrenamiento generar un gasto de energía equivalente al entrenamiento resistido (+/- 12 minutos). Los resultados no revelaron diferencias en el coeficiente respiratorio (RQ) ni en el EPOC entre las actividades. Según los autores, estas cifras pueden atribuirse a la baja duración de los entrenamientos, que promueven cambios modestos en la homeostasis, como se muestra por el gasto de energía de menos de 70 Kcal.

Al igual que el entrenamiento aeróbico, la intensidad de entrenamiento de fuerza es crucial para la magnitud y duración del EPOC. Thornton & Potteiger (2002) estudiaron los efectos del entrenamiento resistido en trabajos iguales y diferentes intensidades del EPOC en nueve mujeres jóvenes. El entrenamiento de baja intensidad se compone de dos series de 15 repeticiones a 45% de 8RM, el de alta intensidad se realizó en dos series de ocho repeticiones al 85% de 8RM. Las evaluaciones realizadas inmediatamente después del ejercicio, 20, 60 y 120 minutos después de la sesión, mostró que el entrenamiento de alta intensidad, promovía mayor consumo de oxígeno pos–ejercicio a pesar del consumo durante la actividad ser igual para ambos grupos.

Sin embargo, como ya explicamos anteriormente que estos pequeños cambios cuantitativos en las horas posteriores pueden no ser relevantes para la pérdida de peso promovida por la musculación, lo que trae la necesidad de análisis cualitativos o de mayor duración. Así, en un artículo clásico publicado a principios de 1990, Melby et al. (1993) trae los resultados de dos experimentos destinados a evaluar los efectos del entrenamiento de fuerza intensa en el QR en las dos horas después de su finalización y en la TMR obtenida 15 horas después de la sesión en una muestra de hombres jóvenes. En el primer experimento, el entrenamiento duró 90 minutos, con 10 ejercicios realizaron en seis series hasta llegar a la fatiga, a un 70% de la carga máxima (la carga se ajustó para mantener un mínimo de ocho repeticiones). Los ejercicios fueron ordenados en Super-Set y había un intervalo de tres minutos entre el inicio de cada serie del mismo ejercicio. En el segundo experimento, el número de series se redujo a cinco y el intervalo entre el inicio de la serie del mismo ejercicio se amplió a cuatro minutos, porque algunos participantes no soportaron el primer protocolo. Además de la diferencia en el entrenamiento, hubo alteraciones en el análisis del EPOC: en el primer experimento, se hizo una comparación con los valores preejercicio, y en el segundo con los controles de un solo día. En ambos experimentos hubo un EPOC próximo a 7 litros y el QR se redujo a valores inferiores a 0,65 en los primeros 45 minutos después del ejercicio, manteniéndose debajo de lo normal después de 15 horas de actividad, lo que indica aumento en la quema de grasa. Quince horas después del entrenamiento, la TMR fue del 9,4% y 4,7% mayor que lo normal en los primeros y segundos experimentos, respectivamente.

En un estudio similar al anterior, Osterberg & Melby (2000) encontraron aumentos en la oxidación de las grasas después de una serie de musculación en mujeres jóvenes. En todas las series se llevaron a cabo 10 a 15 repeticiones máximas con intervalo de 2 a 3 minutos entre cada grupo de agonista / antagonista. Parámetros metabólicos fueron analizados en las mañanas anteriores y posteriores (aproximadamente 16 horas) a la sesión de musculación. Las comparaciones entre las pruebas muestran que hubo un aumento en la tasa metabólica basal de 4,2%, sin embargo, los valores más altos se relacionan con la caída de QR iniciada inmediatamente después del entrenamiento, lo que llevó a una oxidación de las grasas, con un promedio de 62% mayor en la mañana siguiente en comparación con los niveles de reposo!

Datos similares fueron obtenidos por los investigadores de la Universidad Estatal de Arizona al evaluar el metabolismo de 20 mujeres pre-menopáusicas después de un entrenamiento de fuerza y compararlo con un día de control. Los análisis se realizaron en tres situaciones: 1) antes del entrenamiento; 2) durante los 45 minutos de entrenamiento (nueve ejercicios, con tres series de 10 repeticiones al 70% de 1RM, con un minuto de descanso entre series); 3) en los 120 minutos después del entrenamiento. En las dos horas después del ejercicio hubo un moderado EPOC (6,2 litros) y se encontró una considerable caída de QR, lo que indica una mayor utilización de la grasa. Dos horas después del final de la actividad, el QR permaneció significativamente más bajo (0,770) que el valor correspondiente a la situación estándar (0837), lo que dio lugar a un gasto de grasa de un 80% superior a la normal (Binzen et al., 2001). La caída de QR y el aumento en la oxidación de grasas después de entrenamiento de fuerza también fueron identificados por Hunter et al. (2000), Gillette et al. (1994) y Ormsbee et al. (2007).

La duración de los cambios en el metabolismo está estrechamente relacionado con el tipo de entrenamiento realizado, pues aquellos de baja intensidad y/o que producen ligeros cambios en las reservas de glucógeno y proteínas muscular dará lugar a cambios modestos y de corta duración (Elliot et al., 1992; Burleson et al., 1998; Thornton & Potteiger, 2002; Crommett & Kinzey, 2004) Sin embargo, dependiendo del protocolo, los incrementos en el gasto de energía pueden durar por varias horas. Así, en un estudio con jóvenes entrenados, Schuenke et al. (2002) evaluaron el comportamiento de EPOC después de una sesión de entrenamiento resistido, realizado con un protocolo que incluyó cuatro series de un circuito integrado por Press de Banco con barra olímpica, peso muerto y sentadilla con dos minutos entre cada actividad. Los ejercicios se realizaron hasta el fallo concéntrico, con una carga equivalente a 10RM. El metabolismo se evaluó en 34, 29, 24, 10 y 5 horas antes del ejercicio e inmediatamente, 14, 19, 24, 38, 43 y 48 horas post-ejercicio. Según los resultados, el QR se mantuvo por debajo de los valores iníciales hasta 43 horas después del entrenamiento, concomitante con un aumento en el consumo de oxígeno, que permaneció significativo durante dos días desde el final de la sesión.

Con base en estos resultados, se puede sugerir que el mayor gasto energético, aliado a una mayor quema de grasas después del entrenamiento resistido, puede ser un factor que ayuda a explicar la eficacia del entrenamiento resistido intenso en la pérdida de peso. Sin embargo, para optimizar los cambios metabólicos después del entrenamiento, es importante elegir adecuadamente el protocolo. Anteriormente, se habló sobre la importancia de agotamiento de glucógeno para promover cambios en el metabolismo, pos- ejercicio, sin embargo, la recuperación del tejido proteico puede también jugar un papel en el metabolismo.

La regeneración de las proteínas es energéticamente costosa, y representa alrededor del 20% del gasto energético en reposo en una persona normal (Welle & Nair, 1990). Por lo tanto, como ocurre con el glucógeno es probable que la energía requerida para recuperar la proteína muscular degradada sea adquirida a expensas de la degradación de las reservas de grasa. Por lo tanto, los protocolos que inducen micro-lesiones pueden ser interesantes para hacer subir el metabolismo y favorecer la quema de grasas.

Demostrando esta teoría, Dolezal et al. (2000) llevó a cabo un estudio para determinar si las lesiones musculares que influenciarían en la TMR por 72 horas después del ejercicio en personas con y sin entrenamiento. Las micro lesiones fueron inducidos por medio del entrenamiento tensionar (para aclaraciones sobre el entrenamiento de musculación, ver Gentil, 2014) compuesto por ocho series de 6RM en la prensa de piernas en un tiempo 40X0 y 3 minutos de descanso entre series.

Los resultados revelaron que en ambos grupos, el metabolismo en reposo se mantuvo alto en las 48 horas después del entrenamiento. Los aumentos fueron mayores en personas no entrenadas, que sufrieron una mayor cantidad de micro-lesiones. Un análisis visual del gráfico presentado por los autores sugieren que el aumento en las personas sin entrenamiento fue de aproximadamente 2.000 KJ después de 24 horas, y cerca de 1200 después de 48 horas, o sea, cerca de 470 Kcal y 280 Kcal, respectivamente! Si pensamos que los valores se refieren solamente a una sesión de entrenamiento, es posible que el resultado acumulativo de varias sesiones para diferentes grupos musculares pudiera ser de gran relevancia para la pérdida de peso.

Más recientemente, Hackney et al. (2008) analizaron los efectos agudos de un protocolo de alto volumen y énfasis en la fase excéntrica (tiempo 3010) en el gasto energético en reposo de ocho jóvenes entrenados y de ocho no entrenados. Los resultados mostraron que la TMR se mantuvo elevada después de 48 horas en personas entrenadas y 72 horas para los no entrenados. Para tener una idea de los valores después de 72 horas la TMR permaneció 9,2% superior a la normal en personas no entrenadas y llegaron a un máximo de 7,9% en las entrenadas.

Posteriormente, Paschalis et al. (2011) comparó los efectos de las acciones excéntricas y concéntricas en el metabolismo y encontraron que 48 horas después del final del entrenamiento, las acciones excéntricas promovían un mayor aumento en el metabolismo de reposo, reduciendo el uso de hidratos de carbono y un mayor uso de las grasas. Como las acciones excéntricas están más asociados con micro-lesiones (Gentil, 2014), estos resultados apoyan la hipótesis de que micro-lesiones promueven importantes cambios cualitativos y cuantitativos en el metabolismo en reposo.

Cabe señalar que estos cambios no se verifican con carreras cuesta abajo (Kolkhorst et al., 1994 ;. Thomas et al, 1994), el modelo más ampliamente utilizado para inducir lesiones por ejercicios aeróbicos, de modo que llegamos a la conclusión de que el estímulo está asociado a la señalización de la hipertrofia debido a las micro-lesiones y no sólo a las micro-lesiones.

De hecho, en términos bioquímicos, esta asociación entre la señalización de la hipertrofia y la pérdida de peso se encontró en un estudio con ratas. De acuerdo con los resultados de Izumiya et al. (2008), la hipertrofia de las fibras de tipo II mediadas por la acción de la enzima Akt resulta en la regresión de la obesidad y promueve un aumento en el metabolismo, mejorando la oxidación de los ácidos grasos.

Esa relación entre el estado anabólico y el metabolismo en reposo se ve reforzada en el estudio de Dolezal & Potteiger (1998), que encontraron claramente que las personas que ganaban masa muscular aumentaban el metabolismo, mientras que los que perdieron, reducían el metabolismo de reposo. Basado en esto, se debe tener cuidado para equilibrar adecuadamente la intensidad y el volumen del entrenamiento. Esto es muy importante, teniendo en cuenta la tendencia natural de las personas que buscan la pérdida de peso en exagerar en la cantidad de ejercicios, estudios anteriores han demostrado que esto está asociado con la pérdida de masa muscular y el aumento de grasa (Gibbs et al., 2011).

Si el objetivo es crear una demanda de recuperación de las reservas de glucógeno y/o tejidos de proteína, la intensidad del ejercicio es un componente esencial, y no necesariamente el volumen. Un ejemplo de esto es el estudio de Heden et al. (2011), que no ha identificado diferencias entre la elevación del metabolismo en reposo después de los protocolos que involucran uno o tres series de ejercicios. Al año siguiente, Paoli et al. (2012) compararon los efectos de dos protocolos diferentes en el metabolismo de hombres jóvenes. Un protocolo que implicaba 8 ejercicios, realizado con cuatro series de 8-12 RM. Los otros involucraban tres ejercicios realizados en pausa-descanso (6 RM + 20 segundos de pausa + reintento de repeticiones máximas + 20 segundos de pausa + otro intento), con tres series de prensa de piernas y dos series para Press en el Banco con barra olímpica y polea al pecho. Es decir, el primer protocolo incluyó 32 series totales y el segundo sólo siete. A pesar de la gran diferencia en el volumen (3872 x 7835 kg para el primer y segundo protocolos, respectivamente), el segundo protocolo mostró elevaciones más altas en los niveles de lactato (10,5 x 5,1 mmol / L), y las evaluaciones realizadas 22 horas después de la formación mostró mayor gasto de energía (2362 x 1999 kcal) y el coeficiente respiratorio inferior (0,78 x 0,82) para el segundo protocolo, lo que sugiere un mayor uso de la grasa en el período después del entrenamiento.

Por lo tanto, al analizar los cambios agudos de protocolos de entrenamiento resistido, se puede concluir que las actividades con potencial para obtener mejores resultados son las de alta intensidad, ya sea por las características metabólicas, ya sea por las características de tensión, y no los protocolos de baja cargas y altas repeticiones comúnmente propuestos. De hecho, el uso de protocolos de grande volumen, y baja intensidad en la musculación parece fruto del modelo aeróbico, pues se trata de enmarcar el entrenamiento resistido en los modelos metabólicos o matemático. Por lo tanto, la evidencia científica va contra el sentido común, que defiende que un entrenamiento, como el de hipertrofia, no sería eficaz para la pérdida de grasa.

Los efectos crónicos

Es muy común justificar la importancia de la musculación para el mantenimiento del metabolismo a través de los cambios en la masa muscular magra, sin embargo, se debe tener en cuenta que, en términos cuantitativos, el músculo tiene un efecto limitado en gasto energético en reposo. Los resultados de los estudios anteriores muestran que la ganancia de una libra de masa magra conduce a un pequeño aumento en la TMR, aproximadamente entre el 19,7 y el 24,5 kcal por día, con una media de 21,5 (Arciero et al., 1993; Illner et al., 2000; Wang et al., 2000). Al separar por componentes, Wang et al. (2000) muestra que 1 kg de masa muscular tiene un TMR de sólo 13 Kcal/día, que es poco más que el tejido adiposo (4,5 kcal.kg/día), pero mucho más baja que las tasas del riñón y el corazón (440 kcal.kg/dia), cerebro (240 kcal.kg/dia) y el hígado (200 kcal.kg/dia), por ejemplo. Por lo tanto, el análisis de los efectos crónicos del entrenamiento resistido en el metabolismo de reposo debe ir más allá de lo que el músculo gasta en reposo.

En 1994, Campbell et al. estudió los efectos de 12 semanas de entrenamiento resistido en la composición corporal en ancianos sedentarios. El entrenamiento involucró cuatro ejercicios (press de banco plano, polea al pecho, extensión y flexión de la rodilla) realizado con tres series al 80% de 1RM en una velocidad lenta. La alimentación fue supervisada y diseñada para promover una ingestión calórica equivalente al gasto y mantener el peso corporal. Al final del estudio, no hubo cambios en el peso corporal, sin embargo, el porcentaje de grasa se redujo en un 2,2% y la masa de grasa disminuyó en 1,8 kg, con un aumento de 1,4 kg de masa magra. Un hecho que llama la atención es un aumento significativo en el metabolismo de reposo ajustado por el tejido metabólicamente activo y la masa magra.

Al año siguiente, Treuth et al. (1995) fue pionero en el uso de la sala calorimétrica para examinar el metabolismo de mujeres de edad avanzada antes y después de 16 semanas de entrenamiento resistido. El entrenamiento de fuerza se realizó tres veces por semana con dos series de 12 repeticiones sub-máxima (realizadas "cómodamente"). La estancia en la sala calorimétrica fue en el período entre 24 y 48 horas después de la última sesión de entrenamiento resistido y el análisis TMR se realizó 48 horas después del entrenamiento. Este protocolo de baja intensidad no promovió cambios en la composición corporal y el gasto energético en 24 horas. De los parámetros cuantitativos, sólo la TMR aumentó significativamente. Sin embargo, el análisis cualitativo reveló que la oxidación de las grasas aumentó 92,8% y el hidrato de carbono cayó 37% después de un período de entrenamiento resistido.

A partir de entonces, Hunter et al. (2000) examinaron los efectos de 26 semanas de entrenamiento de la fuerza sobre el metabolismo de personas con edad avanzada. El entrenamiento se llevó a cabo tres veces por semana con tres series de 10 repeticiones entre 65-80% de 1RM. Al final de las 26 semanas, se observó pérdida de grasa y ganancias de masa muscular magra; con relación al metabolismo, los resultados mostraron un aumento interesante en TMR ajustado para la masa muscular magra (evaluada 96 horas después de la última sesión) y una caída significativa en QR de reposo.

En 2001, Lemmer et al. publicó un estudio que examinó los efectos de 24 semanas de entrenamiento de fuerza en el metabolismo basal en diferentes géneros y edades. La muestra se dividió en hombres jóvenes (20-30 años), mujeres jóvenes (20-30 años) hombres de edad avanzada (65-75 años) y las mujeres de más edad (65-75 años). El protocolo de entrenamiento utilizado en las primeras 12 semanas fue el drop-set (Gentil, 2014), se inició con la carga 5RM. Tras el fallo concéntrico, fueron realizadas reducciones progresivas en la carga y el ejercicio continuaba hasta que llegan a 15 repeticiones en cadencia 3020. En las próximas 12 semanas, sin embargo, el método era un poco confuso, la serie comenzó a un 50% de 1RM y se aumentaba la carga hasta no poder completar una repetición completa. Los resultados mostraron que tanto el TMR total como el TMR ajustado por la masa corporal magra aumentaron después de seis meses de entrenamiento.

El uso de un protocolo de bajo volumen con una metodología similar al drop-set, Pratley et al. (1994) evaluaron los niveles de hormonas adrenérgicas, la composición corporal y el metabolismo de reposo de hombres con edad avanzada antes y después de un programa de entrenamiento de fuerza de 16 semanas. El entrenamiento de fuerza consistía en 14 ejercicios realizados en una sola serie. La serie comenzó con 90% de la carga de 3RM; tras el fallo concéntrico, la resistencia se redujo gradualmente hasta completar 15 repeticiones. Aunque la dieta fue mantenida constante, el entrenamiento dio lugar a un aumento significativo de la masa corporal magra y disminución de la grasa. Aumentos significativos fueron encontrados en los niveles de noradrenalina y en la TMR absoluta y ajustadas por la masa muscular magra, sin embargo, el hecho de que las medidas se llevaron a cabo 22-24 después de la última sesión del entrenamiento de fuerza puede haber llevado a los autores a evaluar los efectos agudos de entrenamiento. En un estudio similar, Ryan et al. (1995) utilizó el mismo protocolo de entrenamiento en mujeres con edad avanzada. Los resultados mostraron aumento de los valores de TMR, disminución del porcentaje de grasa corporal y el aumento de la masa muscular magra después de 16 semanas de estudio.

Este hallazgo es particularmente interesante cuando se comparan las diferentes actividades, pues cuando se realizan intervenciones con el fin de reducir el peso, uno de los mayores problemas que se plantean es la reducción del metabolismo de reposo, es decir, se va utilizar menos energía, lo que facilita la recuperación de la grasa perdida. Varios estudios muestran un favorecimiento del entrenamiento de fuerza en este sentido, ya que el propio acondicionamiento aeróbico tiene poca influencia en el gasto energético en reposo (Bingham et al., 1989; Broeder et al., 1992a; Wilmore et al., 1999). La musculación por otro lado, muestra resultados interesantes, ya que hay evidencias de un mayor uso de energía por unidad de masa magra (Campbell et al., 1994; Bryner et al., 1999; Hunter et al., 2000; Lemmer et al., 2001),revelando que la elevación del metabolismo en reposo que viene del entrenamiento con pesas puede ir más allá de ganancia de masa muscular.

El aumento del metabolismo corregido de la masa magra puede tener varias causas, como una mayor rotación de proteínas, aumento en la cantidad total y relativa de la proteína muscular, reposición de las reservas de glucógeno, reparar daños musculares, retorno de los iones a sus compartimentos y cambios en las concentraciones hormonales. Este hecho parece estar relacionado con la intensidad y el estado nutricional, pues en caso de entrenamientos de baja intensidad y restricción calórica severa no parece haber cambios (Dolezal & Potteiger, 1998; Bryner et al., 1999).Sin embargo, incluso si no es verificado aumento del metabolismo corregido por la masa corporal magra, los estudios Dolezal & Potteiger (1998) e Bryner et al. (1999) encontraron que había un mantenimiento de este parámetro con el entrenamiento de fuerza , mientras la realización de actividad aeróbica llevaba a una caída significativa.

Referencias bibliográficas

Arciero PJ, Goran MI & Poehlman ET. (1993). Resting metabolic rate is lower in women than in men. *J Appl Physiol* **75,** 2514-2520.

Astrup A, Buemann B, Toubro S, Ranneries C & Raben A. (1996). Low resting metabolic rate in subjects predisposed to obesity: a role for thyroid status. *Am J Clin Nutr* **63,** 879-883.

Astrup A, Gotzsche PC, van de Werken K, Ranneries C, Toubro S, Raben A & Buemann B. (1999). Meta-analysis of resting metabolic rate in formerly obese subjects. *Am J Clin Nutr* **69,** 1117-1122.

Avila JJ, Gutierres JA, Sheehy ME, Lofgren IE & Delmonico MJ. (2010). Effect of moderate intensity resistance training during weight loss on body composition and physical performance in overweight older adults. *Eur J Appl Physiol* **109,** 517-525.

Ballor DL, Harvey-Berino JR, Ades PA, Cryan J & Calles-Escandon J. (1996). Contrasting effects of resistance and aerobic training on body composition and metabolism after diet-induced weight loss. *Metabolism* **45,** 179-183.

Ballor DL, Katch VL, Becque MD & Marks CR. (1988). Resistance weight training during caloric restriction enhances lean body weight maintenance. *Am J Clin Nutr* **47,** 19-25.

Ballor DL & Poehlman ET. (1992). Resting metabolic rate and coronary-heart-disease risk factors in aerobically and resistance-trained women. *Am J Clin Nutr* **56,** 968-974.

Banz WJ, Maher MA, Thompson WG, Bassett DR, Moore W, Ashraf M, Keefer DJ & Zemel MB. (2003). Effects of resistance versus aerobic training on coronary artery disease risk factors. *Exp Biol Med (Maywood)* **228,** 434-440.

Bingham SA, Goldberg GR, Coward WA, Prentice AM & Cummings JH. (1989). The effect of exercise and improved physical fitness on basal metabolic rate. *Br J Nutr* **61,** 155-173.

Binzen CA, Swan PD & Manore MM. (2001). Postexercise oxygen consumption and substrate use after resistance exercise in women. *Med Sci Sports Exerc* **33,** 932-938.

Broeder CE, Burrhus KA, Svanevik LS, Volpe J & Wilmore JH. (1997). Assessing body composition before and after resistance or endurance training. *Med Sci Sports Exerc* **29,** 705-712.

Broeder CE, Burrhus KA, Svanevik LS & Wilmore JH. (1992a). The effects of aerobic fitness on resting metabolic rate. *Am J Clin Nutr* **55,** 795-801.

Broeder CE, Burrhus KA, Svanevik LS & Wilmore JH. (1992b). The effects of either high-intensity resistance or endurance training on resting metabolic rate. *Am J Clin Nutr* **55,** 802-810.

Bryner RW, Ullrich IH, Sauers J, Donley D, Hornsby G, Kolar M & Yeater R. (1999). Effects of resistance vs. aerobic training combined with an 800 calorie liquid diet on lean body mass and resting metabolic rate. *J Am Coll Nutr* **18,** 115-121.

Burleson MA, Jr., O'Bryant HS, Stone MH, Collins MA & Triplett-McBride T. (1998). Effect of weight training exercise and treadmill exercise on post-exercise oxygen consumption. *Med Sci Sports Exerc* **30,** 518-522.

Campbell WW, Crim MC, Young VR & Evans WJ. (1994). Increased energy requirements and changes in body composition with resistance training in older adults. *Am J Clin Nutr* **60,** 167-175.

Cauza E, Hanusch-Enserer U, Strasser B, Ludvik B, Metz-Schimmerl S, Pacini G, Wagner O, Georg P, Prager R, Kostner K, Dunky A & Haber P. (2005). The relative benefits of endurance and strength training on the metabolic factors and muscle function of people with type 2 diabetes mellitus. *Arch Phys Med Rehabil* **86,** 1527-1533.

Crommett AD & Kinzey SJ. (2004). Excess postexercise oxygen consumption following acute aerobic and resistance exercise in women who are lean or obese. *J Strength Cond Res* **18,** 410-415.

Demark-Wahnefried W, Kenyon AJ, Eberle P, Skye A & Kraus WE. (2002). Preventing sarcopenic obesity among breast cancer patients who receive adjuvant chemotherapy: results of a feasibility study. *Clin Exerc Physiol* **4,** 44-49.

Dolezal BA & Potteiger JA. (1998). Concurrent resistance and endurance training influence basal metabolic rate in nondieting individuals. *J Appl Physiol* **85,** 695-700.

Dolezal BA, Potteiger JA, Jacobsen DJ & Benedict SH. (2000). Muscle damage and resting metabolic rate after acute resistance exercise with an eccentric overload. *Med Sci Sports Exerc* **32,** 1202-1207.

Dominguez LJ & Barbagallo M. (2007). The cardiometabolic syndrome and sarcopenic obesity in older persons. *J Cardiometab Syndr* **2,** 183-189.

Elliot D, Goldberg L & Kuehl K. (1992). Effects of resistance training on postexercise oxygen consumption. *Journal of Strength and Conditioning Research* **6,** 77-81.

Fleck SJ & Kraemer WJ. (2004). *Designing Resistance Training Programs.* Human Kinetics, Champaing, IL.

Geliebter A, Maher MM, Gerace L, Gutin B, Heymsfield SB & Hashim SA. (1997). Effects of strength or aerobic training on body composition, resting metabolic rate, and peak oxygen consumption in obese dieting subjects. *Am J Clin Nutr* **66,** 557-563.

Gentil P. (2014). *Bases Científicas do Treinamento de Hipertrofia.* CreateSpace, Charleston.

Gibbs JC, Williams NI, Scheid JL, Toombs RJ & De Souza MJ. (2011). The association of a high drive for thinness with energy deficiency and severe menstrual disturbances: confirmation in a large population of exercising women. *Int J Sport Nutr Exerc Metab* **21,** 280-290.

Giles JT, Ling SM, Ferrucci L, Bartlett SJ, Andersen RE, Towns M, Muller D, Fontaine KR & Bathon JM. (2008). Abnormal body composition phenotypes in older rheumatoid arthritis patients: association with disease characteristics and pharmacotherapies. *Arthritis Rheum* **59,** 807-815.

Gillette CA, Bullough RC & Melby CL. (1994). Postexercise energy expenditure in response to acute aerobic or resistive exercise. *Int J Sport Nutr* **4,** 347-360.

Glowacki SP, Martin SE, Maurer A, Baek W, Green JS & Crouse SF. (2004). Effects of resistance, endurance, and concurrent exercise on training outcomes in men. *Med Sci Sports Exerc* **36,** 2119-2127.

Goldber L, Elliot D & Kuehl K. (1994). A comparison of the cardiovascular effects of running and weight training. *J Strength Cond Res* **8,** 219-224.

Grund A, Krause H, Kraus M, Siewers M, Rieckert H & Muller MJ. (2001). Association between different attributes of physical activity and fat mass in untrained, endurance- and resistance-trained men. *Eur J Appl Physiol* **84,** 310-320.

Hackney KJ, Engels HJ & Gretebeck RJ. (2008). Resting energy expenditure and delayed-onset muscle soreness after full-body resistance training with an eccentric concentration. *J Strength Cond Res* **22,** 1602-1609.

Hagberg JM, Graves JE, Limacher M, Woods DR, Leggett SH, Cononie C, Gruber JJ & Pollock ML. (1989). Cardiovascular responses of 70- to 79-yr-old men and women to exercise training. *J Appl Physiol* **66,** 2589-2594.

Hawkins T. (2006). Appearance-related side effects of HIV-1 treatment. *AIDS Patient Care STDS* **20**, 6-18.

Heden T, Lox C, Rose P, Reid S & Kirk EP. (2011). One-set resistance training elevates energy expenditure for 72 h similar to three sets. *Eur J Appl Physiol* **111**, 477-484.

Hill JO & Wyatt HR. (2005). Role of physical activity in preventing and treating obesity. *J Appl Physiol* **99**, 765-770.

Hunter GR, Wetzstein CJ, Fields DA, Brown A & Bamman MM. (2000). Resistance training increases total energy expenditure and free-living physical activity in older adults. *J Appl Physiol* **89**, 977-984.

Ibanez J, Izquierdo M, Arguelles I, Forga L, Larrion JL, Garcia-Unciti M, Idoate F & Gorostiaga EM. (2005). Twice-weekly progressive resistance training decreases abdominal fat and improves insulin sensitivity in older men with type 2 diabetes. *Diabetes Care* **28**, 662-667.

Illner K, Brinkmann G, Heller M, Bosy-Westphal A & Muller MJ. (2000). Metabolically active components of fat free mass and resting energy expenditure in nonobese adults. *Am J Physiol Endocrinol Metab* **278**, E308-315.

Izumiya Y, Hopkins T, Morris C, Sato K, Zeng L, Viereck J, Hamilton JA, Ouchi N, LeBrasseur NK & Walsh K. (2008). Fast/Glycolytic muscle fiber growth reduces fat mass and improves metabolic parameters in obese mice. *Cell Metab* **7**, 159-172.

Kolkhorst FW, Londeree BR & Thomas TR. (1994). Effects of consecutive exercise days of jogging or cycling on the resting metabolic rate and nitrogen balance. *J Sports Med Phys Fitness* **34**, 343-350.

Kraemer WJ, Volek JS, Clark KL, Gordon SE, Puhl SM, Koziris LP, McBride JM, Triplett-McBride NT, Putukian M, Newton RU, Hakkinen K, Bush JA & Sebastianelli WJ. (1999). Influence of exercise training on physiological and performance changes with weight loss in men. *Med Sci Sports Exerc* **31,** 1320-1329.

Lee A, Craig B, Lucas J, Pohlman R & Stelling H. (1992). The effects of endurance training, weight training and a combination of endurance and weight training upon the blood lipid profile of young male subjects. *J Strength Cond Res* **4,** 68-75.

Lemmer JT, Ivey FM, Ryan AS, Martel GF, Hurlbut DE, Metter JE, Fozard JL, Fleg JL & Hurley BF. (2001). Effect of strength training on resting metabolic rate and physical activity: age and gender comparisons. *Med Sci Sports Exerc* **33,** 532-541.

Mekary RA, Grontved A, Despres J, De Moura LP, Asgarzadeh M, Willett WC, Rimm EB, Giovannucci E & Hu FB. (2014). Weight training, aerobic physical activities, and long-term waist circumference change in men. *Obesity (Silver Spring)*.

Melby C, Scholl C, Edwards G & Bullough R. (1993). Effect of acute resistance exercise on postexercise energy expenditure and resting metabolic rate. *J Appl Physiol* **75,** 1847-1853.

Miller SL & Wolfe RR. (2008). The danger of weight loss in the elderly. *J Nutr Health Aging* **12,** 487-491.

Ormsbee MJ, Thyfault JP, Johnson EA, Kraus RM, Choi MD & Hickner RC. (2007). Fat Metabolism and Acute Resistance Exercise in Trained Men. *J Appl Physiol*.

Osterberg KL & Melby CL. (2000). Effect of acute resistance exercise on postexercise oxygen consumption and resting metabolic rate in young women. *Int J Sport Nutr Exerc Metab* **10,** 71-81.

Paoli A, Moro T, Marcolin G, Neri M, Bianco A, Palma A & Grimaldi K. (2012). High-Intensity Interval Resistance Training (HIRT) influences resting energy expenditure and respiratory ratio in non-dieting individuals. *J Transl Med* **10,** 237.

Paoli A, Pacelli F, Bargossi AM, Marcolin G, Guzzinati S, Neri M, Bianco A & Palma A. (2010). Effects of three distinct protocols of fitness training on body composition, strength and blood lactate. *J Sports Med Phys Fitness* **50,** 43-51.

Paoli A, Pacelli QF, Moro T, Marcolin G, Neri M, Battaglia G, Sergi G, Bolzetta F & Bianco A. (2013). Effects of high-intensity circuit training, low-intensity circuit training and endurance training on blood pressure and lipoproteins in middle-aged overweight men. *Lipids Health Dis* **12,** 131.

Park SK, Park JH, Kwon YC, Kim HS, Yoon MS & Park HT. (2003). The effect of combined aerobic and resistance exercise training on abdominal fat in obese middle-aged women. *J Physiol Anthropol Appl Human Sci* **22,** 129-135.

Paschalis V, Nikolaidis MG, Theodorou AA, Panayiotou G, Fatouros IG, Koutedakis Y & Jamurtas AZ. (2011). A weekly bout of eccentric exercise is sufficient to induce health-promoting effects. *Med Sci Sports Exerc* **43,** 64-73.

Petroni ML, Albani G, Bicchiega V, Baudo S, Vinci C, Montesano A, Izzo G, Bertocco P, Mazzotta S, Zorzetto E, Balzola F & Mauro A. (2003). Body composition in advanced-stage Parkinson's disease. *Acta Diabetol* **40 Suppl 1,** S187-190.

Prado CM, Lieffers JR, McCargar LJ, Reiman T, Sawyer MB, Martin L & Baracos VE. (2008). Prevalence and clinical implications of sarcopenic obesity in patients with solid tumours of the respiratory and gastrointestinal tracts: a population-based study. *Lancet Oncol* **9,** 629-635.

Pratley R, Nicklas B, Rubin M, Miller J, Smith A, Smith M, Hurley B & Goldberg A. (1994). Strength training increases resting metabolic rate and norepinephrine levels in healthy 50- to 65-yr-old men. *J Appl Physiol* **76,** 133-137.

Ravussin E, Lillioja S, Knowler WC, Christin L, Freymond D, Abbott WG, Boyce V, Howard BV & Bogardus C. (1988). Reduced rate of energy expenditure as a risk factor for body-weight gain. *N Engl J Med* **318,** 467-472.

Ross R, Rissanen J, Pedwell H, Clifford J & Shragge P. (1996). Influence of diet and exercise on skeletal muscle and visceral adipose tissue in men. *J Appl Physiol* **81,** 2445-2455.

Ryan AS, Pratley RE, Elahi D & Goldberg AP. (1995). Resistive training increases fat-free mass and maintains RMR despite weight loss in postmenopausal women. *J Appl Physiol* **79,** 818-823.

Salomon J, de Truchis P & Melchior JC. (2002). Body composition and nutritional parameters in HIV and AIDS patients. *Clin Chem Lab Med* **40,** 1329-1333.

Schuenke MD, Mikat RP & McBride JM. (2002). Effect of an acute period of resistance exercise on excess post-exercise oxygen consumption: implications for body mass management. *Eur J Appl Physiol* **86,** 411-417.

Smutok MA, Reece C, Kokkinos PF, Farmer C, Dawson P, Shulman R, DeVane-Bell J, Patterson J, Charabogos C, Goldberg AP & et al. (1993). Aerobic versus strength training for risk factor intervention in middle-aged men at high risk for coronary heart disease. *Metabolism* **42,** 177-184.

Stenholm S, Harris TB, Rantanen T, Visser M, Kritchevsky SB & Ferrucci L. (2008). Sarcopenic obesity: definition, cause and consequences. *Curr Opin Clin Nutr Metab Care* **11,** 693-700.

Thomas TR, Londeree BR & Lawson DA. (1994). Prolonged recovery from eccentric versus concentric exercise. *Can J Appl Physiol* **19,** 441-450.

Thornton MK & Potteiger JA. (2002). Effects of resistance exercise bouts of different intensities but equal work on EPOC. *Med Sci Sports Exerc* **34,** 715-722.

Treuth MS, Hunter GR, Weinsier RL & Kell SH. (1995). Energy expenditure and substrate utilization in older women after strength training: 24-h calorimeter results. *J Appl Physiol* **78,** 2140-2146.

Valente EA, Sheehy ME, Avila JJ, Gutierres JA, Delmonico MJ & Lofgren IE. (2011). The effect of the addition of resistance training to a dietary education intervention on apolipoproteins and diet quality in overweight and obese older adults. *Clin Interv Aging* **6,** 235-241.

Wallace MB, Mills BD & Browning CL. (1997). Effects of cross-training on markers of insulin resistance/hyperinsulinemia. *Med Sci Sports Exerc* **29,** 1170-1175.

Wang Z, Heo M, Lee RC, Kotler DP, Withers RT & Heymsfield SB. (2001). Muscularity in adult humans: proportion of adipose tissue-free body mass as skeletal muscle. *Am J Hum Biol* **13,** 612-619.

Wang Z, Heshka S, Gallagher D, Boozer CN, Kotler DP & Heymsfield SB. (2000). Resting energy expenditure-fat-free mass relationship: new insights provided by body composition modeling. *Am J Physiol Endocrinol Metab* **279,** E539-545.

Welle S & Nair KS. (1990). Relationship of resting metabolic rate to body composition and protein turnover. *Am J Physiol* **258,** E990-998.

Wilmore JH, Despres JP, Stanforth PR, Mandel S, Rice T, Gagnon J, Leon AS, Rao D, Skinner JS & Bouchard C. (1999). Alterations in body weight and composition consequent to 20 wk of endurance training: the HERITAGE Family Study. *Am J Clin Nutr* **70,** 346-352.

Prescripción de entrenamientos de musculación

En una revisión de la literatura, fue posible encontrar estudios en los cuales se consiguió pérdida de grasa y en otros que no fueron significativos con el entrenamiento resistido. Sin embargo, el análisis de los entrenamientos de musculación es delicada, pues los protocolos pueden tener variaciones muy grandes, lo que no permite una conclusión absoluta con respecto a la modalidad, sino de los métodos empleados.

El método más común para la prescripción de los entrenamientos de musculación con objetivo de perder peso es el empleo de muchas repeticiones y baja carga, como series submáximas de 20 repeticiones aproximadamente, por ejemplo. Esta creencia está históricamente asociada a la idea de que hay un entrenamiento específico para la pérdida de peso, como el famoso entrenamiento de definición, y que debía aproximarse al entrenamiento aeróbico, sin embargo, el análisis de la evidencia científica demuestra que el estímulo de fuerza elegido para promover la pérdida de peso debe ser el de alta intensidad. Si nos fijamos en los estudios que encontraron cambios favorables en la composición corporal (Goldber et al., 1994; Ross et al., 1996; Zachwieja et al., 1996; Dolezal & Potteiger, 1998; Kraemer et al., 1999; Banz et al., 2003; Cauza et al., 2005; Ibanez et al., 2005; Gillies et al., 2006; Paoli et al., 2010; Valente et al., 2011),observamos que los protocolos estaban más cerca de los entrenamientos de hipertrofia, mientras que la adopción de series de baja intensidad demostró muy pocos resultados (Sweeney et al., 1993; Glowacki et al., 2004; Harber et al., 2004; Kwon et al., 2011).

Los estudios han demostrado que las alteraciones agudas (Melby et al., 1993; Dolezal et al., 2000; Osterberg & Melby, 2000) y crónicas ,en el metabolismo (Pratley et al., 1994; Ryan et al., 1995; Lemmer et al., 2001) también utilizaron entrenamientos intensos.

Una vez más, la práctica de los entrenamientos en circuito, con muchas repeticiones y/o cargas reducidas no trajeron resultados alentadores (Elliot et al., 1992; Burleson et al., 1998; Thornton & Potteiger, 2002; Crommett & Kinzey, 2004).

Es paradójico ver la adopción de protocolos de baja intensidad, porque incluso si se escogiera el enfoque matemático y el objetivo fuera promover un mayor gasto calórico, lo indicado sería entrenamientos con cargas altas y velocidades elevadas, pues velocidad y carga tiene una relación directa con el gasto energético. Varios estudios previos han encontrado que cuanto mayor sea la velocidad del movimiento, mayor es el trabajo realizado y mayor el gasto de energía (Lachance & Hortobagyi, 1999; Hunter et al., 2003; Buitrago et al., 2012). Lachance & Hortobagyi (1999), por ejemplo, compararon los efectos agudos de las cadencias en 2020, 4020 y libre (elegida naturalmente por el ejecutante) en la barras y flexiones de brazo y encontraron que, aunque se mantienen menos tiempo en actividad, la cadencia libre proporcionaba mayor consumo de energía.

De hecho, para igualar el gasto de energía obtenida en las velocidades elegidas, tendría que pasar del 25% y del 49% a más de tiempo ejecutando las cadencias 2020 y 4020, respectivamente. Posteriormente, Buitrago et al. (2012) encontraron resultados similares al comparar las velocidades de 4141, 2121, 1111 y máxima. En un estudio previo, Hunter et al. (2003) comparó el método súper lento (10 segundos en la fase concéntrica y 5 en la excéntrica), y el tradicional (aproximadamente 1010) y encontraron que las velocidades más altas conducen a un 48% a mas de gasto de energía , a pesar de pasar apenas 16 segundos en actividad comparando con los 120 segundos durante la súper-lenta.

En cuanto a la carga, el trabajo realizado por unidad de energía gastada disminuye según aumenta las cargas. Para una misma velocidad de ejecución en la prensa de banco con barra olímpica, por ejemplo, cuando se utiliza el 80% de 1RM, la energía gastada por la repetición es 12 veces mayor que la gastada cuando se utiliza 20% de 1RM (Hunter et al., 1988), es decir, para igualar el gasto de calorías de 6 repeticiones con 80% de 1 RM tendría que ser realizadas 72 repeticiones con 20% de 1RM, con la desventaja de que este último protocolo difícilmente produciría hipertrofia. La adopción de velocidades más altas también ofrece ventaja adicional, ya que permite realizar más repeticiones con la misma carga o usar más carga para el mismo número de repeticiones, lo que podría aumentar el gasto de energía.

A pesar del enfoque matemático tener graves limitaciones, como se ha visto anteriormente, este tema de gasto de calorías por unidad de tiempo puede ser especialmente interesante si queremos simular el entrenamiento de intervalo en la sala de musculación. En este caso, hay que buscar estrategias para producir cambios agudos significativos para simular el sprint, y esto se haría con cargas y altas velocidades.

Si el objetivo es una dirección más específica, podemos utilizar en ocasiones entrenamientos de circuito con la incorporación de sprint cortos en el medio del entrenamiento de musculación , acercándose a la propuesta de entrenamiento de intervalos de alta intensidad presentado en el capítulo anterior, que recibe el nombre de entrenamiento resistido intercalado (Paoli et al., 2010; Paoli et al., 2013).

Dejando el tema del gasto energético promovido por el entrenamiento y pensando en los ajustes posteriores, la síntesis de proteínas parece ser uno de los factores responsables de elevar el metabolismo de forma más prolongada, por lo tanto, las series más adecuadas serían las que generarían una mayor demanda para la construcción del músculo, porque esta construcción requeriría una elevación del metabolismo en reposo, algo que pasaría a expensas de la grasa (considerándose una dieta adecuada). Por lo tanto, se puede concluir que el entrenamiento de musculación con el objetivo de pérdida de peso se debe hacer intensamente, pudiendo: 1) simular el entrenamiento de intervalo; 2) siguiendo los mismos principios y métodos para ganancias musculares mencionados anteriormente recomendados por (Gentil, 2014).

A seguir serán presentados los ejemplos de prescripción de entrenamiento de musculación para la pérdida de peso, recordando que la prescripción de actividades físicas debe ser realizada por un profesional competente y estar precedida de una evaluación física y clínica para asegurar que las prácticas sean seguras y eficientes.

A continuación, los ejemplos y orientaciones para la prescripción de entrenamientos para bajar de peso según el modelo de entrenamiento de intervalo o entrenamiento intercalados resistidos de alta intensidad.

Principiantes

Debido a la baja tolerancia a las actividades físicas en algunos casos, se recomienda que se usen entrenamientos de corta duración y baja intensidad. Para promover la adaptación al ejercicio cíclico y permitir la realización futura de sesiones de intervalos, se sugiere insertar ejercicios aeróbicos en el entrenamiento de musculación. Este ejercicio aeróbico puede llevarse a cabo de forma intermitente, con una duración de 5 a 15 minutos en la intensidad del umbral anaeróbico. Hemos visto anteriormente que la actividad no tiene que ser continua ni que exceda los 20 minutos para promover la pérdida de grasa, por lo tanto, el uso de un patrón intermitente puede aumentar la tolerancia y hacer el entrenamiento más motivador sin perder eficiencia.

Es importante tener en cuenta los aspectos mencionados anteriormente sobre la elección de la actividad cíclica y el control de la intensidad. La selección de los ejercicios de musculación, número de repeticiones y velocidad seguirán los principios explicados en otro libro (Gentil, 2014). Otro factor que debemos destacar en el principiante es el control de la velocidad y la falta de necesidad de llevar las repeticiones hasta la falla concéntrica.

Con respecto a la seguridad cardiovascular, hay una creencia de que, antes de prescribir ejercicios resistidos, sería necesario empezar con entrenamientos aeróbicos de baja intensidad y larga duración para evitar que ocurran adaptaciones patológicas. Algunos autores sugieren que los entrenamientos resistidos de alta intensidad provocan adaptaciones morfológicas similares a la hipertensión, ya que en ambos casos hay bombeo de la sangre contra las altas presiones, lo que aumentaría las paredes del miocardio sin aumentar el volumen ventricular y perjudicaría la función cardíaca. Sin embargo, varios estudios muestran que la hipertrofia alcanzada en función del entrenamiento de fuerza es fisiológica y no causa deterioro funcionales (Spirito et al., 1994; Di Bello et al., 1997; Douglas et al., 1997; George et al., 1998; Haykowsky et al., 2000),por tanto la realización de una base aeróbica antes de la práctica de musculación o mismo la inserción de actividades aeróbicas no es una obligación. De modo que la musculación puede ser realizada tranquilamente sin el temor de los riesgos al sistema cardiovascular.

En el siguiente ejemplo de entrenamiento, fue realizado un circuito con inclusión de ejercicios aeróbicos al final de cada serie, con esto, el entrenamiento sería más dinámico y el alumno se adaptaría a la actividad cíclica para posteriormente seguir avanzando en intensidad hasta alcanzar los entrenamientos de intervalo.

Ejercicios	Series	Repeticiones	Velocidad	Intervalo
Press inclinado en el banco con barra	2	15	2010	Circuito (sin intervalo)
Leg press		15	2010	
Polea al pecho		15	2010	
Caminadora por 5 minutos en el umbral anaeróbico				

Intermediarios

En esta etapa, hay una reducción en la duración del ejercicio cíclico (caminadora, bicicleta, elíptico ...) concomitante con el aumento de velocidades, dejando la intensidad por encima del umbral anaeróbico.

El entrenamiento de musculación también se llevará a cabo en altas velocidades y cargas más altas, acercándose al concepto de entrenamiento de intervalos. Es importante prestar especial atención a la técnica y la elección de los ejercicios cuando se utilizan altas velocidades para no perder calidad en el movimiento o aumentar el riesgo de lesiones.

Cabe señalar que en este momento la intensidad del entrenamiento de musculación está empezando a acercarse al máximo, es decir, el alumno debe completar la serie dentro de la margen establecida de repeticiones y aumentar la carga conforme se consiga realizar una cantidad superior a la establecida.

Si opta por reducir la interferencia de las actividades cíclicas en los entrenamientos de las extremidades inferiores, se debe optar por llevar a cabo un entrenamiento de fuerza al inicio de la serie.

En el ejemplo a seguir son ejecutadas pasadas en la caminadora en alta intensidad y luego se llevan a cabo los entrenamientos para grupos musculares específicos. Tenga en cuenta que la velocidad de movimiento es un poco más alta y que los intervalos entre las series son controlados.

Ejercicios	Series	Repeticiones	Velocidad	Intervalo
Leg press	2	12-15	20X0	60"
Bicicleta – 2' a 100% da iVO2máx				
Press en el banco inclinado con barra olímpica	2	12-15	20X0	60"
Bicicleta – 2' a 100% del iVO2máx				
Banco de Flexión de rodillas	2	12-15	20X0	60"
Bicicleta – 2' a 100% del iVO2máx				
Remada sentada	2	12-15	20X0	60"
Bicicleta – 2' a 100% del iVO2máx				
Flexión del tronco	2	12-15	20X0	60"
Bicicleta – 2' a 100% del iVO2máx				

Avanzado

Los entrenamientos serán realizados con velocidades y cargas altas en Super-Set, utilizando preferentemente la orden agonista-antagonista. Este enfoque se aproxima a los métodos utilizados por Melby et al. (1993) y Osterberg & Melby (2000), pero con ajustes metodológicos en volumen y intensidad propuestos anteriormente (Gentil, 2014).

Entre cada grupo de ejercicios, serán realizadas carreras en la caminadora en alta intensidad y corta duración (30 "a 1"), que pueden también hacerse entre las series, como en el siguiente ejemplo. Debido a la corta duración de los estímulos y la interferencia del entrenamiento de fuerza, la intensidad debe ser controlada por la percepción de esfuerzo y/o por el rendimiento.

Ejercicios	Series	Repeticiones	Velocidad	Intervalo
Entrenamiento A				
Bicicleta −30 segundos máximos				
Paralela	2	12-15	10X0	30"
Barra fija		12-15	10X0	
Bicicleta −30 segundos máximos				
Press en banco plano	2	12-15	10X0	30"
Remo en polea sentado		12-15	10X0	
Bicicleta −30 segundos máximos				
Press en banco inclinado	2	12-15	10X0	30"
Polea al pecho		12-15	10X0	
Bicicleta −30 segundos máximos				
Flexión del tronco	3	12-15	10X0	60"
Bicicleta −30 segundos máximos				
Entrenamiento B				
Zancadas o Lunges	2	12-15	10X0	30"*
Leg press	2	12-15	10X0	30"
Stiff		12-15	10X0	
Leg extension	2	12-15	10X0	30"

Leg Curl		12-15	10X0	

*Intervalo entre la pierna derecha e izquierda

	Lunes	Martes	Miércoles	Jueves	Viernes	Sábado
Semana 1	A		B		A	
Semana 2	B		A		B	

Otro enfoque que podría ser utilizado con alumnos avanzados son los entrenamientos de hipertrofia, tanto para los cambios agudos como para los crónicos provenientes del proceso de construcción muscular, como mostramos anteriormente, favorecen la pérdida de grasa a largo plazo. La información detallada sobre la preparación de este tipo de entrenamiento se puede encontrar en el otro libro de (Gentil, 2014)

Referencias bibliográficas

Banz WJ, Maher MA, Thompson WG, Bassett DR, Moore W, Ashraf M, Keefer DJ & Zemel MB. (2003). Effects of resistance versus aerobic training on coronary artery disease risk factors. *Exp Biol Med (Maywood)* **228,** 434-440.

Buitrago S, Wirtz N, Yue Z, Kleinoder H & Mester J. (2012). Effects of load and training modes on physiological and metabolic responses in resistance exercise. *Eur J Appl Physiol* **112,** 2739-2748.

Burleson MA, Jr., O'Bryant HS, Stone MH, Collins MA & Triplett-McBride T. (1998). Effect of weight training exercise and treadmill exercise on post-exercise oxygen consumption. *Med Sci Sports Exerc* **30,** 518-522.

Cauza E, Hanusch-Enserer U, Strasser B, Ludvik B, Metz-Schimmerl S, Pacini G, Wagner O, Georg P, Prager R, Kostner K, Dunky A & Haber P. (2005). The relative benefits of endurance and strength training on the metabolic factors and muscle function of people with type 2 diabetes mellitus. *Arch Phys Med Rehabil* **86,** 1527-1533.

Crommett AD & Kinzey SJ. (2004). Excess postexercise oxygen consumption following acute aerobic and resistance exercise in women who are lean or obese. *J Strength Cond Res* **18,** 410-415.

Di Bello V, Pedrinelli R, Giorgi D, Bertini A, Talarico L, Caputo MT, Massimiliano B, Dell'Omo G, Paterni M & Giusti C. (1997). Ultrasonic videodensitometric analysis of two different models of left ventricular hypertrophy. Athlete's heart and hypertension. *Hypertension* **29,** 937-944.

Dolezal BA & Potteiger JA. (1998). Concurrent resistance and endurance training influence basal metabolic rate in nondieting individuals. *J Appl Physiol* **85,** 695-700.

Dolezal BA, Potteiger JA, Jacobsen DJ & Benedict SH. (2000). Muscle damage and resting metabolic rate after acute resistance exercise with an eccentric overload. *Med Sci Sports Exerc* **32,** 1202-1207.

Douglas PS, O'Toole ML, Katz SE, Ginsburg GS, Hiller WD & Laird RH. (1997). Left ventricular hypertrophy in athletes. *The American journal of cardiology* **80,** 1384-1388.

Elliot D, Goldberg L & Kuehl K. (1992). Effects of resistance training on postexercise oxygen consumption. *Journal of Strength and Conditioning Research* **6,** 77-81.

Gentil P. (2014). *Bases Científicas do Treinamento de Hipertrofia.* CreateSpace, Charleston.

George KP, Batterham AM & Jones B. (1998). Echocardiographic evidence of concentric left ventricular enlargement in female weight lifters. *Eur J Appl Physiol Occup Physiol* **79,** 88-92.

Gillies EM, Putman CT & Bell GJ. (2006). The effect of varying the time of concentric and eccentric muscle actions during resistance training on skeletal muscle adaptations in women. *Eur J Appl Physiol* **97,** 443-453.

Glowacki SP, Martin SE, Maurer A, Baek W, Green JS & Crouse SF. (2004). Effects of resistance, endurance, and concurrent exercise on training outcomes in men. *Med Sci Sports Exerc* **36,** 2119-2127.

Goldber L, Elliot D & Kuehl K. (1994). A comparison of the cardiovascular effects of running and weight training. *J Strength Cond Res* **8,** 219-224.

Harber MP, Fry AC, Rubin MR, Smith JC & Weiss LW. (2004). Skeletal muscle and hormonal adaptations to circuit weight training in untrained men. *Scand J Med Sci Sports* **14,** 176-185.

Haykowsky MJ, Quinney HA, Gillis R & Thompson CR. (2000). Left ventricular morphology in junior and master resistance trained athletes. *Med Sci Sports Exerc* **32,** 349-352.

Hunter G, Blackman L, Dunnam L & Flemming G. (1988). Bench press metabolic rate as a function of exercise intensity. *J Strength and Cond Res* **2,** 1-16.

Hunter GR, Seelhorst D & Snyder S. (2003). Comparison of metabolic and heart rate responses to super slow vs. traditional resistance training. *J Strength Cond Res* **17,** 76-81.

Ibanez J, Izquierdo M, Arguelles I, Forga L, Larrion JL, Garcia-Unciti M, Idoate F & Gorostiaga EM. (2005). Twice-weekly progressive resistance training decreases abdominal fat and improves insulin sensitivity in older men with type 2 diabetes. *Diabetes Care* **28,** 662-667.

Kraemer WJ, Volek JS, Clark KL, Gordon SE, Puhl SM, Koziris LP, McBride JM, Triplett-McBride NT, Putukian M, Newton RU, Hakkinen K, Bush JA & Sebastianelli WJ. (1999). Influence of exercise training on physiological and performance changes with weight loss in men. *Med Sci Sports Exerc* **31,** 1320-1329.

Kwon HR, Min KW, Ahn HJ, Seok HG, Lee JH, Park GS & Han KA. (2011). Effects of Aerobic Exercise vs. Resistance Training on

Endothelial Function in Women with Type 2 Diabetes Mellitus. *Diabetes Metab J* **35,** 364-373.

Lachance P & Hortobagyi T. (1999). Influence of Cadence on muscular performance during push-up and pull-up exercise. *J Strength and Cond Res* **8,** 76-79.

Lemmer JT, Ivey FM, Ryan AS, Martel GF, Hurlbut DE, Metter JE, Fozard JL, Fleg JL & Hurley BF. (2001). Effect of strength training on resting metabolic rate and physical activity: age and gender comparisons. *Med Sci Sports Exerc* **33,** 532-541.

Melby C, Scholl C, Edwards G & Bullough R. (1993). Effect of acute resistance exercise on postexercise energy expenditure and resting metabolic rate. *J Appl Physiol* **75,** 1847-1853.

Osterberg KL & Melby CL. (2000). Effect of acute resistance exercise on postexercise oxygen consumption and resting metabolic rate in young women. *Int J Sport Nutr Exerc Metab* **10,** 71-81.

Paoli A, Pacelli F, Bargossi AM, Marcolin G, Guzzinati S, Neri M, Bianco A & Palma A. (2010). Effects of three distinct protocols of fitness training on body composition, strength and blood lactate. *J Sports Med Phys Fitness* **50,** 43-51.

Paoli A, Pacelli QF, Moro T, Marcolin G, Neri M, Battaglia G, Sergi G, Bolzetta F & Bianco A. (2013). Effects of high-intensity circuit training, low-intensity circuit training and endurance training on blood pressure and lipoproteins in middle-aged overweight men. *Lipids Health Dis* **12,** 131.

Pratley R, Nicklas B, Rubin M, Miller J, Smith A, Smith M, Hurley B & Goldberg A. (1994). Strength training increases resting metabolic rate and norepinephrine levels in healthy 50- to 65-yr-old men. *J Appl Physiol* **76,** 133-137.

Ross R, Rissanen J, Pedwell H, Clifford J & Shragge P. (1996). Influence of diet and exercise on skeletal muscle and visceral adipose tissue in men. *J Appl Physiol* **81,** 2445-2455.

Ryan AS, Pratley RE, Elahi D & Goldberg AP. (1995). Resistive training increases fat-free mass and maintains RMR despite weight loss in postmenopausal women. *J Appl Physiol* **79,** 818-823.

Spirito P, Pelliccia A, Proschan MA, Granata M, Spataro A, Bellone P, Caselli G, Biffi A, Vecchio C & Maron BJ. (1994). Morphology of the "athlete's heart" assessed by echocardiography in 947 elite athletes representing 27 sports. *The American journal of cardiology* **74,** 802-806.

Sweeney ME, Hill JO, Heller PA, Baney R & DiGirolamo M. (1993). Severe vs moderate energy restriction with and without exercise in the treatment of obesity: efficiency of weight loss. *Am J Clin Nutr* **57,** 127-134.

Thornton MK & Potteiger JA. (2002). Effects of resistance exercise bouts of different intensities but equal work on EPOC. *Med Sci Sports Exerc* **34,** 715-722.

Valente EA, Sheehy ME, Avila JJ, Gutierres JA, Delmonico MJ & Lofgren IE. (2011). The effect of the addition of resistance training to a dietary education intervention on apolipoproteins and diet quality in overweight and obese older adults. *Clin Interv Aging* **6,** 235-241.

Zachwieja JJ, Toffolo G, Cobelli C, Bier DM & Yarasheski KE. (1996). Resistance exercise and growth hormone administration in older men: effects on insulin sensitivity and secretion during a stable-label intravenous glucose tolerance test. *Metabolism* **45,** 254-260.

Palabras finales

Yo suelo comenzar y terminar mis conferencias definiendo dos términos que se encuentran en el título de este libro:

- Mito: Imagen simplificada, a menudo ilusoria, que grupos humanos producen o aceptan y que tiene un papel decisivo en su comportamiento.
- Paradigma: Modelo que sirve como punto de referencia para una ciencia. Es el sentido general y común - no necesariamente el mejor - que tenemos sobre algo.

Observe cómo ambos están ampliamente presentes en nuestra realidad y perciba también su asociación con lo que fue presentado en el libro. En cuanto al mito, es fácil ver que la creación de una imagen simplificada de nuestro metabolismo, con la utilización de una asociación lineal de la quema de grasa y el gasto energético con la pérdida de grasa a largo plazo, generó un papel determinante en nuestro comportamiento: la prescripción de actividades aeróbicas, preferiblemente de baja intensidad y larga duración.

Esos conceptos han dado lugar a lo que he llamado anteriormente de enfoque aeróbico, pero también podría ser definido como Paradigma Aeróbico, dado que el uso del ejercicio aeróbico para bajar de peso así como la opinión de que esta sería la mejor manera, a veces incluso, sugerido como la única vía para promover la pérdida de grasa corporal, se convirtió en la percepción general y común para analizar la asociación entre el ejercicio y la pérdida de peso.

A pesar de que los paradigmas se crean de acuerdo con el conocimiento técnico de determinada época , a menudo son mantenidos debido a otros aspectos, como la vinculación emocional, el sentido común o incluso a una apelación religiosa. Durante años, por ejemplo, se creía que la tierra era plana y que sería posible viajar a un punto en que simplemente ella terminaría. Esta forma de ver el mundo era la percepción general y común de ese momento histórico. De hecho, tenía una aceptación tan fuerte que una sencilla opinión contraria podría llevar el "hereje" a la muerte. En la actualidad, el cuestionamiento de los paradigmas ya no conduce a consecuencias tan graves en nuestra sociedad, sin embargo, todavía es muy difícil hacer que otras personas vean las limitaciones del modelo que utilizan y por el cual tienen un fuerte apego.

A lo largo del libro, fueron presentadas varias evidencias que nos hacen cuestionar algunos mitos y paradigmas muy presentes en nuestras vidas. Las preguntas resaltan la necesidad de construir un modelo que pueda conducir a una mejor comprensión del proceso de pérdida de peso, y consecuentemente la formulación de estrategias más eficaces para promover la pérdida de peso y de grasa corporal. Dados los peligros del exceso de peso, así como los riesgos y trastornos asociados, es urgente que los modelos sean cambiados y nuevas teorías sean propuestas. Espero que este libro los haya auxiliados en la revisión crítica de los modelos antiguos y en la construcción de nuevos.

www.ingramcontent.com/pod-product-compliance
Lightning Source LLC
Chambersburg PA
CBHW070852290526
45795CB00001B/89